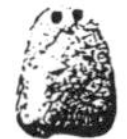

歴史文化ライブラリー
564

帝国主義とパンデミック

医療と経済の東南アジア史

千葉芳広

吉川弘文館

目　次

帝国主義の時代

パンデミックの時代

帝国医療の介入、変容する現地社会

グローバル化と医療——プロローグ

現代フィリピン農村の医療

筆者は、二〇一八年二月上旬、フィリピンのブラカン州にあるハゴノイ町を訪問した。この町は、マニラの中心部からバスで二、三時間ほどの距離にあり、農業と漁業をそれぞれ基本的生業とする村から成っている。訪問時の町内における民間医療施設は、病院二つ、診療所一八を数えた。公立の施設としては、五〇床の州立病院一つと、四診療所を含む町保健事務所があった。

実際のところフィリピン農村の医療システムは複雑であるが、日本でそのことを知る人は少ない。フィリピン各町の保健行政は町保健事務所が担い、町はいくつかの村から構成される保健区に分けられる。保健区ごとに診療所となる保健区センターが置かれて、医師一名が配属されて診療するのである。しかし保健区センターの無い村もあり、代わりに村保健施設がある。ハゴノイ町の場合、四つの保健区に分かれ、そのどれかに帰属する村保健施設は全体で二七を数えた。この村保健施設は、医師ではなく助産師によって管理されている。すなわち保健区センターの無い村で病気になった場合、住民は、まず村保健施設で助産師に症状を確認してもらい、必要がある場合は助産師の紹介状を携えて保健区センターで医師の診療を受けることになる。ただし、この町保健事務所での診療費は無料である。フィリピンの公的医療保険は、外来診療での適用が限定される入院医療中心となっているため、そこで提供される基礎的医療サービスは、貧困層住民の生活にとってかけがえのないものである。

このようなフィリピンの地域医療は、どのようにして形成されてきたのだろうか。その問題を解きほぐすには、植民地支配を受けた時代にまで遡らなければならない。同時に、東南アジアのほかの地域の医療の歴史はどうだったのかという関心も生じる。一方、東南アジアで政府が供給する医療を補完し、時には対立してきたのが、呪術（じゅじゅつ）、薬草、マッサージなどの現地民間医療である。東南アジア社会が西洋医療を導入するにあたっては、民間医療の基層にある現地住民の健康観との摩擦が生じてきた。現地住民の抵抗は、東南アジアの医療をどのように変えてきたのだろうか。言い換えれば、東南アジアの地域社会は、どのような政治経済的条件のもとで西洋医療を受け入れてきたのかという問題になる。

本書は、以上の課題を明らかにすることを目指し、東南アジアの社会と医療の歴史を考察するものである。また、日本の事例も織り込み、日本の医療史と比較できるよう心がけた。

歴史のなかの健康

つぎに、歴史における健康観の変化について考えてみよう。私たちは、時代が推移するなかで公共政策や医療に対応し、同時に健康観を変えてきたといえる。近年の新型コロナウイルスの流行は、時代や地域によって健康観や医療が相違することを実感させた。

現代と相違する健康観の事例として、次のようなものがある。一九世紀半ばのフィリピンで、あるスペイン人医師が残した、熱帯環境におけるヨーロッパ人の健康についての記述である。

熱帯環境には、特有の風土病がある。風土病は、血液過多の者に発症する病気で、その病原体はヨーロッパ人の身体にも侵入する。これが順化のプロセスであり、胆汁、神経、リンパにおいて現地人の体質に近づくという改善である。順化の意義は、それが新種の病気に抵抗する、個人の対応ではないということにある。現地人にとっての順化は、出生後の生活地域で形成されており、病原体に抵抗する特性は遺伝や慣習によって獲得されるのである（D. A. Codoñiu y Nieto, p.117）。

健康と医療にとって慣習が重視されていることも興味深いが、人間は現地の熱帯環境と調和的な関係を保つことで健康が維持されるという点に注目したい。なぜなら近代における新たな医学と公衆衛生の展開は、人間と自然環境の調和よりも、場合によっては自然環境を変えて健康を達成するという社会観を生み出したからである。近代社会において、自然環境は人間によって征服され変えるべき対象となった。

その一方で、東南アジアの現地民間医療は、社会関係や霊的な要素も病気の原因としてきた。こうした現地民間医療は、現代社会にとっても学ぶべき意義を有しており、単に前近代的医療として蔑視されるものではない。なぜなら現代社会では、こころの問題や住民参加型の医療は重要なテーマとされているためである。筆者が二〇一八年に行ったさきの調査では、民間医療従事者の数は減少しているが、かつての民間医療の考え方は、家庭薬の役割も含めて、現地社会の日常生活に埋め込まれていた。本書では、健康観の相違も視野に入れて、西洋医療を導入する際の現地社会の抵抗を重視して、現代にいたるまでの東南アジアの医療の歴史をたどることにしたい。

東南アジア史と医療

東南アジアの歴史を紐解いてみると、一九世紀以降、シャムを除いた地域は植民地統治下におかれてきた。東南アジアの歴史では、帝国主義的世界秩序のもとで社会経済と医療がどのようにして変化したのかを考察することが重要である。そして、その変化は現代においてどのような意義を持つのであろうか。

一九世紀の東南アジアはイギリスの覇権のもとにおかれ、貿易や移民が増加していた。ヒトやモノ、情報がグローバルに移動し、パンデミックも生じやすくなっていたのである。そこでの考察の焦点は、パンデミックと帝国医療となる。パンデミックという言葉には、近年の新型コロナの流行において聞き慣れた人も多いだろう。すなわち、感染症の世界的流行のことである。その一方で帝国医療とは、近代における科学および医学の発展を背景にして、宗主国が植民地において実践した医療である。植民地行政を通じて実践され、単なる公衆衛生や医療ではなく支配の手段ともなっていたのである。帝国主義的秩序のもとで、パンデミックは帝国医療の対応を促進した。アジア・アフリカにおいて、帝国医療は、当時の社会秩序を理解するにとどまらず、現代にいたる医療の展開を知るための重要な前提となっている。

なお東南アジアの植民地支配では、一八八〇年代までには、主な植民地領域に加えてボルネオ島やメコン上流域など辺境地域が形成されている。一九一〇年代までには、官僚制的行政機構の整備が進んで辺境地域の領域境界も確定し、民族主義が台頭するようになる。本書は、以上の時期区分を反映して、一八八〇～一九二〇年を帝国医療の時代、一九二〇年代から現代までを民族医療の時代としている。

長期的・広域的にみる

パンデミックの歴史的考察は、グローバルヒストリーと呼ばれる経済史研究の潮流の一部を成している。グローバルヒストリーには、西洋中心主義史観を批判する知見が含まれていて、たとえば、本格的な植民地支配が始まる前の近世アジアに対してヨーロッパ経済は明確に優位に立っていなかったことが示されてきた。アジア社会は、すべての時代を通して低開発だったわけではないのである。東南アジア社会史研究者のA・リードは、近世東南アジアでは、ヨーロッパの国家や商人の介入を受ける前から現地商人による貿易が発展していたとする。しかしながらイギリス産業革命以降、ヨーロッパとアジアの経済格差は拡大し、資本主義経済の世界的な広まりと深化がパンデミックを引き起こした。同時に、植民地統治下におかれたアジア諸地域では帝国医療が展開する。

グローバルヒストリーと呼ばれる諸研究すべてに共通する性格を見いだすことは難しいが、いくつかの特徴を見いだすことができる。近世のヨーロッパとアジアを比較し二つの地域に明確な経済格差がなかったとする研究のほか、非西欧地域を対象に取り上げて、国や大陸を超えて広域的な人・もの・かね・文化の移動や接触を扱う諸研究がある。また、人間中心的な歴史学とは対照的に、生態環境やパンデミックのようなテーマを取り上げ、長期的・広域的な考察を行う諸研究もグローバルヒストリーに含まれている。パンデミックや公衆衛生の研究は、生態環境を変化させる要因となる経済開発、貿易、移民に関係する研究であると言えよう。なぜなら感染症の流行は、生態環境の変化によって引き起こされるためである。

グローバル化と感染症

それでは、なぜグローバルヒストリーが注目されているのだろうか。第一に、現代世界におけるグローバル化が形成されてきた歴史的プロセスを探るという問題意識がある。生態環境の変化および感染症の流行は、グローバル化が引き起こす負の側面である。第二に、アジア経済、とくに中国の大国としての台頭がある。非西欧世界の経済発展への関心が、世界的に高まっている。第三は、国民国家システムの矛盾である。国内の民族紛争、移民の増大と国民統合の危機、ＥＵやＡＳＥＡ

N、NAFTAなど地域共同体の形成が世界的にみられ、一国史の限界を示している。

パンデミックと医療の歴史は、いずれの理由とも関係している。なぜなら、貿易や移民の増加によって感染症のパンデミックは広まりをみせ、その背景では、感染症の発生地域および流入地域として非西欧世界は注目されてきた。また感染症の流入に対する防疫対策としても、二〇世紀に入って、情報の共有のための国際的協力組織は不可欠なものとなってきた。

本書の課題

現代の東南アジア社会では、都市化の様相が変貌して新興の富裕層や中間層が台頭するようになってから久しい。生活様式は一変して、ファーストフードでの食事は日常化し、携帯電話やインターネットが普及するなかでSNSが積極的に利用されるようになった。また自家用車も増えるなかで、交通渋滞が緩和されない地域も多い。結果として、運動不足や肥満とともに、糖尿病などの生活習慣病が社会の課題となっている。こうした現代的観点から、本書が持つ課題を三つ挙げてみたい。

第一に、グローバル化およびパンデミックとの関係である。パンデミックは、過ぎ去った現象ではない。二〇一九年末以降の新型コロナウイルスの流行はもちろんのこととして、二〇〇二年の東アジアにおけるSARS、二〇一四年の西アフリカにおけるエボラ出血熱など私たちの生活を脅かしてきた事例には事欠かない。生活習慣病など健康上の問題は複雑化しているが、新型コロナの流行は、感染症対策がいまだ重要な課題であることを示した。

東南アジアでは、パンデミックを促進するヒトやモノの移動は、さきに挙げたA・リードの言う「交易の時代」(一四五〇～一六八〇年)から活発であった。そのことは、東南アジアは歴史的にさまざまな感染症が流入するリスクに曝されてきたことを意味する。人々の移動、経済活動の変化によって病原体に曝される度合いがどのように変わってきたかは、疾病史の枢要な一視角である。

第二に、生態環境との関係で感染症の流行および健康を考察することである。基本的に、ウイルス、細菌などの病原体に曝されることで、人の感染リスクは高まる。宿主もしくは媒介動物として機能するのは、ねずみや蚊だけではなく、人間集団も含まれる。これは、感染症の流行の考察には、交易や移民だけでなく、生態環境の変化も視野に入れる必要があることを意味する。東南アジアは、大部分が熱帯の気候区分に属する地域である。高温湿潤な熱帯地域は、生物相(動植物や細菌など)の活動の活発性や種の多様性でも知られる。

第三の課題は、医療・健康と政治経済の歴史的結びつきを明らかにすることである。新型コロナの流行でも、私たちは感染症の抑制をめぐって民主主義の根幹を揺るがすさまざまな事態に直面し、人々の間に差別と暴力が横行する状況を目撃してきた。またコロナワクチンの接種においては、地域および階層間格差が表面化した。東南アジア近代社会の形成過程においても、医療は政治から中立的な科学が推進してきたわけではない。国家および社会の権力者が、民族、社会階層、ジェンダーの問題と重複させながら医療制度を構築しようとし、現地社会との摩擦を引き起こしてきたのである。

以下では、筆者が専門とするフィリピンを中心にして、植民地化されなかったシャムを含めて、一九世紀後半から現代までの東南アジアを考察する。しかしながら帝国の視点を取り入れるため、東南アジアから逸脱するインドや台湾なども比較史的に取り上げている。

生態環境・貿易と感染症

生態環境と医学

ここでは、東南アジアの生態環境、人口、疾病の関係について考えてみることにしよう。東南アジア特有の熱帯環境や小人口の特徴が、感染症の広まりとどのような関係にあったのか理解するためである。

東南アジアの生態環境と人口

高温湿潤な熱帯地域は、赤道を挟んだアジア・アフリカ・中南米地域に分布し、近代以降、多くが植民地支配下に置かれて低開発となった。東南アジアの大部分も、モンスーンの影響を受ける熱帯地域である。熱帯雨林には、動植物や細菌などの生物相の活動の活発性や種の多様性がみられ、人間は疾病を引き起こす寄生生物と共存した。たとえば、豊かな水利環境は、媒介生物となる蚊の繁殖に有利だったため、マラリアやデング熱などの病気を定着させた。しかし一九世紀までの東南アジアは人口密度の低さが顕著であったため、急性疾患の風土病化は起こりにくかったが、いったん流行すると多くの人々が免疫反応を示さなかったために死亡した。麻疹（はしか）や天然痘（てんねんとう）などの急性感染症は、人間を宿主とするため、風土病化するには一定程度の人口規模を必要としたのである。

このように東南アジアは歴史的に人口密度の低かったことで知られる地域であり、移動と分散という居住形態をとる傾向にあった。一九世紀初めまでに農業の人口扶養力が高かったジャワ島平野部やベトナム北部紅河（こうが）デルタは比較的多くの人口を抱えていたが、大人口を抱えた中国とインドに挟まれた東南アジアは、全体として土地を耕作するための労働力に不足しており、一九世紀には外部から多くの移民を受け入れることになった。

たとえば、比較的人口稠密（ちょうみつ）であったジャワ島の人口密度（人口／ヘクタール）の場合でも、一八一五年のそれは〇・三四人に過ぎなかった。一八三九年の英領マラヤ半島部に至っては〇・〇三人であった（坪内、七三〜七四頁）。人口密度を反映する耕地・人口比率（人口／ヘクタール）では、大陸ヨーロッパのなかでも人口稠密であったフランドル地方をみると、一八〇〇年にリールは二・七二人、東部フランドルは一・六五人である。日本では、すでに一七二一年には一〇・六人の水準に達している（斎藤、一八四〜一九三頁）。詳細なデータが得られる一九〇三年のフィリピンでは五・八八人で、それより一〇〇年前の農業経営の大きかったフランドル地方よりは高かったが、すでに労働集約的であった日本には遠く及ばなかった。たびたび感染症流行を促進して多くの死者を出す生態環境が、東南アジアの小人口および粗放的農業経営を促進していた。

東南アジアの疾病

一六世紀以降、東南アジアで流行した疾病の情報は、到来したヨーロッパ人や現地人の価値観および知識によっても左右される。前述のA・リードは、一六世紀以前から東南アジアでは天然痘が流行していたことを強調している（A・リード二〇〇二、I、八〇～八五頁）。一六世紀以前には、水資源の豊富な熱帯環境を反映して、赤痢や腸チフスなどの水系感染症も存在していたようである。水資源の豊かさは、マラリアやデング熱の感染も同様の歴史をたどるものであった。二〇世紀初めに日本人によって科学的に確認された日本住血吸虫症やメコン住血吸虫症も、東南アジアの水稲地域で罹患する感染症である。一方梅毒のような性病は、アメリカ大陸を起源としてポルトガル人によって東南アジアにもたらされたことで知られる。また一七世紀前半には、腺ペストがジャワで流行していた。アジア海域において交易が盛んであった東南アジアでは、ヨーロッパ人の到来とともに新たに持ち込まれた疾病は限定的であった。

近代に入ると疾病の流行形態は劇的に変化する。パンデミックの時代の到来である。産業革命を経験したイギリスの覇権のもと、交通や情報のインフラストラクチャーの整備は貿易取引の量やスピードを高めた。また移民も増加し、都市化が進展した。その結果として一九世紀には、コレラが国境を越えて広まり、二〇世紀に入ると腺ペスト、スペイン風邪が続く。またモンスーンの影響を受けて米を栽培し主食にする地域が多い東南アジアでは、精米業の近代化とともに玄米に代わって白米消費が都市部を中心に拡大した。玄米が含むビタミンＢ１の欠乏を副食によって補えなかった貧困層の間には、脚気が広まった。脚気は第二次世界大戦前の日本でも恐れられた病気であり、一八九五年の台湾の植民地戦争、一九〇〇年の義和団事件に出兵した兵隊の間で広まったエピソードが有名である。一九二〇年代になると、世界的に医療の関心が自然環境から栄養状態へと移行し、東南アジアでも結核感染が注目されるようになる。

東南アジアの医学

それでは、東南アジアの医学はどのようにして発展してきたのだろうか。一六世紀以前に東南アジアに持ち込まれた医学理論をみると、インドを起源とするアーユルヴェーダ医学はビルマ、シャム、カンボジア、ジャワへの影響が強く、中国医学はベトナム、さらにはフィリピンに及んでいた。両者の医学は、過度の暑さや寒さを避けるとする考え方に共通性を有していた。また乾燥した空気や湿った空気を吸引することも病気を引き起こすとしており、西洋のミアズマ説（古代から一九世紀まで有力だった病因論で、湿気を含む気体のほか、汚染物から発せられる気体を吸引することで病気になるとする）とも相通じる性格を備えるものだった。実際に使われた治療方法は、薬草、湯治、マッサージ、儀礼的呪術で、治療者には多くのケースで女性が従事していた。治療者によって与えられる癒しは、単なる病気の治療だけでなく、個人と現地社会との調和的関係をつくる試みでもあった。薬草は消化の不調や熱病に効果を発揮し、現代の日本でも、市販の胃腸薬にナツメグやクローブなど東南アジア原産の植物が使われている。

香辛料をはじめとして、東南アジアの植物の豊饒さは、ヨーロッパ人の驚きと注目を呼ぶものだった。たとえば、一六世紀には、オランダ人がバンテンの市場で薬草の種類と医学的効能を注意深く記録している。一八世紀のフィリピンでは、薬草の科学的調査を目的にスペイン王室が派遣した遠征は三〇を数えた。スペイン人修道士司祭に至っては、薬草やその医学的使用法に関する出版物を複数残しており、地域社会において治療者としての役割を担う場合もあった。

同じ頃、江戸幕府統治下の日本では、漢方医が藩医にもなり薬による治療を主なものとしていた。一七世紀中ごろまでには、江戸の役人や松前藩も、現在の北海道の大部分を占めた蝦夷地の薬剤に関心を示し、一八世紀にはアイヌ民族が使用する医療用動植物の調査を行っていた。東南アジアと日本の医療のあいだには、薬草など動植物を薬として利用するという意味で共通するものがあった。

熱帯医学の展開

東南アジアに導入された西洋医学は、当初から細菌学説など近代医学だったわけではない。一九世紀末までに西洋でも信じられていたミアズマ説が混在した一方で、西洋医学は薬草など現地医療の影響を受けていた。しかしながら、一八世紀以降、欧米社会はアジア・アフリカにイデオロギー的影響力を働かせる地位を占めるようになり、オリエンタリズムと呼ばれる体系的知識を増大させていった。一九世紀には人種主義理論が生物学と結びつき、結果として、優越的意識に基づき「東洋人は非合理的である」といった観念を増幅させていった。民族学、比較解剖学、文献学、歴史学などの諸科学のほか、熱帯医学でもオリエンタリズム的意識が働いていた。

熱帯医学は、一九世紀末、ヨーロッパ、アメリカにおいて、アフリカ、アジアなど熱帯地域における病気を対象とする医学として興隆したものであり、植民地主義と深く結び付いていた。なぜなら白人中心の統治者にとって、現地における生存が十分に保障されなければ植民地統治が成り立たないだけでなく、現地人の健康を通した社会統制が植民地支配に関わったからである。マラリア、黄熱病（おうねつびょう）、眠り病など、熱帯特有の生物・ウイルスによって媒介される感染症が研究の対象になった。熱帯医学の中心になったのはイギリスであり、一八九八年にともに設立されたリヴァプール熱帯医学院とロンドン熱帯医学院が有名である。一八九九年に後者の講師に着任しているR・ロスはマラリア研究で名を馳せており、自然環境からマラリア原虫を駆除する対策を提唱した（脇村、八二〜一〇一頁）。

　アジアでは、極東熱帯医学会議が開催されている。同会議は、一九〇八年にV・ハイサーなどフィリピンにおけるアメリカ人医官のイニシアティブによって設立されたものである。インド、台湾などを含む東アジア特有の病気を対象にして、帝国間における医学知に関する情報交換の場となった。一九一〇年のマニラ開催以降、香港、サイゴン、ジャワ、シンガポール、東京、カルカッタ、バンコク、南京、ハノイにおいて、第一次世界大戦中を除いて一九三八年までに数年間隔で開催されている。台湾や南洋群島にまで植民地統治を拡大する日本にとっても、熱帯医学は植民地体制の存立にとって不可欠の学問領域となった。一九二五年の東京会議は北里柴三郎（きたさとしばさぶろう）を会頭として主催されたほか、志賀潔（しがきよし）など細菌学や感染症の研究で有名な日本人研究者も多く参加した（飯島二〇〇九、一〇九頁）。

疾病や病因の認識は、同じ熱帯医学においても時期や地域によって相違する。二〇世紀に入ると、ペストやコレラなどの感染症に加えて、脚気や結核など栄養状態と関連する慢性疾患が取り上げられるようになる。

フィリピンにおける熱帯医学の事例

一九世紀当時東南アジアを訪問するヨーロッパ人の間では、熱帯環境に「体質」を順化させることが重視された。なぜなら熱帯医学は、自然・文化との関係で病気や健康を理解する特徴を備えていたからである。本書冒頭でも取り上げたスペイン人医師は、一九世紀半ばのルソン島各地の視察旅行に基づき、人種主義的偏見は強くなかったが、フィリピンの気候とヨーロッパ人の順化について記していた。フィリピンでの順化は、遺伝や慣習によって先天的に準備されるほかにも、気候や空気、食料を通じて獲得されるものであった。

続けて同じスペイン人医師は、フィリピンでのヨーロッパ人の生活は、日中、気候に関する病因を避けるために常に住居のなかにあるべきとしている。こうしてフィリピンを訪問するヨーロッパ人の衛生規律として、東の風を取り入れられる広い住居に住むこと、流れの停滞した河口や沼地の近くに住まないこと、野菜中心の食事で暴飲暴食を控えること、暑い時間帯の激しい運動は控えること、太陽光を避けること、精神的に落ち込むのを避けて気軽な享楽を取り入れることを挙げた。他方、現地人の大部分は、竹を骨組とし椰子(やし)の葉で屋根を葺(ふ)いた家に居住していたために、住居の通気性は良いとされたが、狭い空間の密集性は健康面に悪い影響を与えるとした。とくに住居と空気は、その医師によって注意深く観察されていたことがわかる。

ヨーロッパ人の参入と現地社会の健康

「交易の時代」の東南アジア

次に、近代に至るまでの東南アジアの歴史を振り返ってみよう。一五世紀後半以降の東南アジアでは、A・リードが「交易の時代」と呼んだように、香木（こうぼく）などの林産物に加えて米や香辛料などの貿易取引が盛んに行われるようになった。こうした貿易は、中国や西欧との貿易関係によって刺激された。一五世紀前半には明朝によって鄭和（ていわ）の遠征が七回にわたって行われ、西欧からは肉の保存・味付けや薬の目的で香辛料が購入された。ムラカに加えてパサイ、アユタヤ、ドゥマクのような港市が台頭し、中国とは朝貢（ちょうこう）関係を結ぶ地域が増えた。とくにムラカは、中国に加えて、インド、西欧を結ぶ貿易の拠点として発展しただけでなく、東南アジア内部における貿易と文化のネットワークを構築した。ポルトガル、オランダが、相次いでムラカを占領し支配下におさめようとしたのもそのためである。その一方でムラカを除く多くの港市国家は、河川を通じて林産物を産出する後背地を有した。河川河口や下流部に建設された港市は、内陸部ともネットワークを形成して林産物の積出港にもなった。

一六世紀以降には、ポルトガルが東南アジアの貿易に参入するようになる。紅海と結ぶ貿易拠点であったインドのゴアやバサインを直接の領地としたポルトガルは、一五一一年にはムラカ王国を襲撃し占拠した。ポルトガル人は、ムラカとの貿易に従事していたグジャラード人や南インドのケリン人の船に同乗して、東南アジアや中国の港を訪問することが可能となった。またムラカの貿易港としての機能を維持するため、ジャワ人やケリン人は現地統治の官僚となっている。しかしグジャラート人やケリン人のようなイスラーム商人の船は、ポルトガル人支配のムラカを敬遠したため、アチェ、ドゥマク、バンテンのような別の港市で取引するようになった。他方マカオが、ポルトガルによる東南アジア・中国間および中国・日本間貿易の中継地となった。中国・日本間の貿易には、それ以外にも民間貿易船が担い手となり、主要な取引商品であった生糸には、品質ごとに価格統制が敷かれていた。日本でも、一六〇四年に糸割符制（いとわっぷせい）が始まり、長崎での購入では価格が一元化されている。

一六世紀以降、ポルトガルのほかにもスペインが、アジアの貿易に直接参入するようになった。両者ともに香辛料を欲していたため、マルク諸島に買い付けのために要塞を建設しようとした。香辛料のなかでもクローブやナツメグの産出は、マルク諸島およびパンダ諸島に限定されていたためである。島々にはしばしば在地の王国が存在し、ポルトガルは王との交渉や妥協、戦争を通じて要塞を建設し香辛料を獲得している。マルク諸島のテルテナ島とティドレ島はしばしば反目しあう関係にあり、ポルトガルはそのような対立関係を利用し現地社会に参入してクローブを確保した。一六・一七世紀転換期以降、オランダ東インド会社が貿易に参加してからもテルテナ王国とティドレ王国のクローブ貿易への関与は続いたが、一六八一年にはオランダ東インド会社がクローブ貿易を独占するようになった。

「大航海時代」との関係

一五世紀末以降のヨーロッパにおいて、イベリア半島のスペインとポルトガルが大陸を跨ぐ遠隔地貿易を拡大した時期は大航海時代と呼ばれる。とくに大西洋では、農作物や工業製品だけでなく、細菌やウイルスの交換が大陸間でなされたことで知られる。こうしたヨーロッパの貿易ネットワークの拡張がもたらす世界史的意義を、健康および生態環境の観点から考える諸研究がある。そこでは、スペインがアメリカ大陸を植民地化した過程にみられる「処女地の疾病」パターンが提示された。このパターンは、現地社会側が、麻疹（はしか）、発疹（ほっしん）チフス、インフルエンザなどの未知の感染症との遭遇によって多大な人的損害を受けるとするものである。こうした植民地社会形成において、植民者であるヨーロッパ人が多数派を形成するとした（A・クロスビー二〇一七、三一三〜三四三頁）。

一四九二年、スペイン王室によって派遣されたコロンブスの大西洋横断は、対外的な勢力圏の拡大をめぐってスペインとポルトガルの間の競争関係を刺激するものであった。このためローマ教皇が介入して、一四九四年にトルデシリャス条約が締結され、大西洋のアゾーレス諸島を東西の境界（教皇子午線（しごせん））として、スペインは西側、ポルトガルは東側に活動領域を定めた。しかし一六世紀初頭に世界一周を果たしたマゼランの航海まで（マゼラン自身はフィリピンで死亡）、地球が球体であることは明確に認識されていなかった。地球が球体であるとされると、両国の領有権をめぐり、新たな線引きが必要とされた。大西洋上の教皇子午線の対蹠線を太平洋上に確定して新たに領域分割することが画策され、一五二九年のサラゴサ条約によって、香辛料の産地マルク諸島の東一七度に線引きされた。

スペインはマルク諸島の権利を放棄することで妥協し、スペインによるフィリピン領有は既成事実として黙認された。

大西洋の感染症

一五世紀末にスペインが到達したアメリカ大陸では、一四世紀以降、アステカ帝国がメキシコ盆地に、一五世紀以降、インカ帝国がアンデス山脈にそれぞれ建国していた。高度な文明が発達していたにもかかわらず、両帝国は他大陸から孤絶していた。スペイン人は、そうした二つの帝国に人口が集中するアメリカ大陸を征服して植民地化し、その結果として大西洋および太平洋間で文明交流がなされるようになる。

とくに銀は、スペイン領アメリカからの主要輸出品であった。ペルー副王領のポトシ銀山の開発が一六世紀から始まるが、一八世紀中に銀鉱脈は枯渇する。一方メキシコ副王領でも、一六世紀にサカテカスとグアナファトで大規模な鉱脈が発見された。銀は、貨幣に鋳造されて世界各地に輸出されたことが重要である。高い純度のメキシコ銀貨は、イギリスなどヨーロッパでも流通したほか、一九世紀半ばまでのアメリカ合衆国、二〇世紀前半までの中国では主要通貨であった。大西洋貿易は、王室の規制下、セビーリャの民間商人が独占した。一六世紀半ばのアメリカ大陸には、オリーブや葡萄酒のほか、イギリスやフランスから輸入した毛織物や麻織物が輸出された一方、輸入された銀の大半はスペインからヨーロッパ諸国に再輸出されていた。太平洋では、一六世紀末以降、フィリピンのスペイン植民地政府がガレオン貿易をアメリカ大陸との間で担うようになる。

さきの歴史生態学的研究は、大西洋を通じて貿易や移民だけでなく、病原微生物・植物・動物が大陸間で交換されていたことに着目した。ヨーロッパの優位性に基づく不平等な交換が行われて、南北アメリカ大陸の温帯部分では、人口の大半がヨーロッパ出自かその混血種の人々で占められただけでなく、自然景観もヨーロッパと類似するようになったとしている。A・クロスビーは、そうした現象を「コロンブスの交換」と呼んだ（A. W. Crosby, Jr., pp.35-63）。

こうして「処女地の疾病」パターンに基づく感染症の広まりは、アメリカ大陸の現地人の人口を大きく減少させることになった。現地未経験の病気の流入による人口減少は、同じく歴史生態学のW・H・マクニールも指摘しており、大洋を超えての「疾病交換」という概念を使い、ヨーロッパから天然痘が流入し、逆にアメリカ大陸から他大陸へ梅毒（ばいどく）が広まったことも示している。人口の趨勢については、征服直前のアメリカ大陸現地住民の総人口は約一億で、メキシコ、ペルーはそれぞれ二五〇〇～三〇〇〇万人の人口を擁していたとする。スペイン人コルテスによる征服後五〇年も経たない一五六八年、メキシコ中央部の人口は三〇〇万人と約一〇分の一の規模に激減し、その後も一八世紀まで人口の回復は緩慢であった。ペルーでも、征服後の約一二〇年間に人口の九〇%が減少した。人口の減少をもたらした大きな要因は、天然痘の広まりであったとする。一五一〇年代以降、天然痘はカリブ海のエスパニョーラ島から、メキシコ、グァテマラを経てインカ帝国へと伝播していた。アステカ帝国やインカ帝国の軍隊の間にも天然痘が広まり、スペイン人の征服事業を助けることになった。現地住民のあいだに生きる意志を喪失させるという心理的意義も持ち合わせ、現地帝国の戦意を挫(くじ)いた(W・H・マクニール、下、八二〜一三〇頁)。

このようにヨーロッパ世界からは現地未経験の病原体が持ち込まれたほか、白クローバーや牛などの新たな動植物が流入した。他方アメリカ大陸からほかの大陸への文明的影響として、梅毒が広まってはいたが、とうもろこしやイモ類など新作物が伝播した。新作物の伝播は、世界的にカロリー摂取量と栄養バランスの改善に貢献し、近世初頭にはじまる世界人口の増加の重要な一因となった。

「コロンブスの航海」（大西洋）と「マゼランの航海」（太平洋）が、貿易、疾病、生態環境、文化においてすべての大陸を永続的に結びつけるきっかけをつくった。ポルトガルの貴族出身のマゼランは、スペイン王室およびドイツのフッガー家の支援を得て太平洋を横断し、一五二一年にフィリピンに到着した。その遠征の動機は、キリスト教の布教というよりも、香辛料貿易の掌握という経済的富にあった。その後スペインの遠征隊が八回にわたり太平洋横断を試みるも、いずれも失敗した。しかし一五六五年に、バスク地方出身のレガスピとメキシコ生まれのウルダネタ一行がフィリピンに到達することに成功した。さらに重要だったのが、ウルダネタがフィリピンからアカプルコへの帰還ルートを、北東経由の航路で発見したことであった。一五六五年にセブを出航し、その四ヶ月後にカリフォルニア沿岸を南下してアカプルコに到着した。それは、一九世紀初めまでのガレオン貿易の航海ルートとなるものであった。

アジア太平洋地域の誕生

ガレオン貿易が経済的成果をもたらし始めたのは、中国人商人が、絹や陶磁器をマニラで売り渡すようになった一五七二年以降のことである。中国―マニラ―アカプルコを結ぶ貿易は、一八一五年に廃止されるまで二五〇年間続いた。広東とアモイからは、中国人のジャンク船やポルトガル船が大量の中国産品をマニラに運び、ガレオン船によってメキシコ向けに積み替えられた。その後中国産品は、ペルーをはじめとするアメリカ大陸各地のほか、大西洋を通じてスペインへと運ばれた。ガレオン貿易の復路では、アメリカ大陸で中国産品と交換された銀が運ばれて、マニラおよび中国に流入した。ガレオン貿易がはじまった一六世紀末、中国市場には、日本の石見（いわみ）銀山で産出した銀も供給されていた。

一七世紀半ばには、ガレオン貿易の取引額は低調に推移したとの見方がある。その理由は、大西洋における銀取引でより大きな利益を得ようとするセビリア商人勢力が、ガレオン貿易の規制へ働きかけを行っていたことである。しかし中国人やポルトガル商人は、アモイ、マカオ、マルク諸島などから密輸を行っていた。課税からすると、ガレオン貿易は低調だったようにみえるが、一七世紀を通じて絹の取引量は大きく減退せず、年平均二〇〇万ペソの中国産絹がメキシコに運ばれていた。実際、一六・一七世紀転換期以降、絹などの対価となる銀の取引総重量（五一トン強）は同等に推移していたのである。

オランダ東インド会社

ポルトガルに代わって、アジア海域に参入したのはオランダである。一六〇二年に設立されたオランダ東インド会社は、バタヴィアのオランダ東インド総督府を拠点にアジアの通商および外交関係を構築した。一六二三年には、マルク諸島でイギリス商館を襲撃するアンボン事件を起こし、イギリスを東南アジアから排除した。また一六三九年には、ポルトガル船の日本来航が禁止され、平戸を通じて日本貿易を独占した。最終的に一六四一年には、ムラカのポルトガルを襲撃・占領し、アジア域内貿易を排他的に遂行する前提を整えた。

オランダ東インド会社は、二つのタイプからなる貿易構造を構築していた。一つは、オランダ本国とアジアを結ぶヨーロッパ―アジア間貿易で、アジアで胡椒（こしょう）など香辛料を銀で買い付けていた。もう一つは、アジア域内貿易で、アジア各地の商館を結ぶ貿易である。こうしてアジア域内では、一八世紀までにインド、東南アジア、日本を結ぶ三角貿易を構成し、東南アジアではインドの綿製品との交換に香辛料、香木、砂糖、染料が購入されて日本に輸出された。日本では銅を購入して、インドに輸出した。外部から銀を持ち込むことなく、アジア域内貿易で獲得した銀でヨーロッパ向け商品が購入されていた。一七世紀以降、東北アジアの農業社会では、小農経営や農家副業が進展したが、東南アジアでも、インドネシア西部の錫（すず）鉱山やジャワ島のコーヒー豆の義務供出制などの商品生産が進んでいる（島田、一四七～一七〇頁）。

次に「交易の時代」における東南アジア海域へのヨーロッパの参入が、現地社会の健康にいかなる意味を持ったのかを考察することにしよう。ここで取り上げるのは、フィリピンである。なぜならフィリピンは、アメリカ大陸と同様に早くからスペインによって植民地化されただけでなく、それまでに東南アジアの貿易関係に組み込まれていたため、スペイン植民地で確認された「処女地の疾病」パターンを東南アジア史の脈略で相対化するのに好都合だからである。

ヨーロッパ人との接触と東南アジアの健康

ここでは、一六〜一七世紀フィリピンの疾病史を扱ったL・ニューソンの研究を紹介したい。それまでのフィリピン史研究では、スペインの征服と初期植民地統治による人口減少はアメリカ大陸ほど大きくなかったとされ、人口減少の原因はマルク諸島を巻き込んだスペイン・オランダ戦争で実施された労働力と物資の徴発に帰せられ、特に一六〇九〜四八年には多大な要求が課されたとする。統治初期、その徴発の役割を担ったのは征服者に封土として与えられたエンコミエンダである。フィリピンでは、一五六八年の勅令によってエンコミエンダの下賜が認められ、行政的支配を受ける現地人は人頭税や賦役が徴収された。その後エンコミエンダは、徐々に軍政支配地域および州に代替されて一八世紀後半にはほぼ消滅する。それでも当時フィリピンの人口減少がアメリカ大陸ほど大きくなかったのは、植民地化前に外部世界との交流があったためにヨーロッパ人が持ち込む感染症に免疫を持っていたことと、征服行動がより温和だったことが想定されていたという。また人口密度が低かったことに加えて、地方社会に居住するスペイン人は教区司祭に限定されたため、外部世界から流入した病気は広まりにくかった。

実際のところ、一七世紀、東南アジアにおける人口増加は停滞していた。結果的にフィリピンは、アメリカ大陸よりもむしろ他の東南アジアに類似した人口趨勢を示していた。しかしながらL・ニューソンが強調するのは、すでにスペイン・オランダ戦争で過大な徴発が課される前の一五六五～一六〇〇年に、ルソン島とビサヤ諸島の人口は三六％減少していたということである。これが事実を反映していたとするなら、スペインによる征服とそれに伴う対立が人口減少に影響していたことを意味する。その一方で感染症の影響については、急性疾患と慢性疾患を区分することが重要だとする。人口密度の低い社会でも風土病として存続するのは、結核、ハンセン病、梅毒などの慢性疾患であったが、人口変化に直結するものではなかった。その一方で麻疹、風疹、天然痘といった急性疾患が風土病化するには大規模な人口を必要とするため、フィリピンで常時感染して免疫を有するようになるには人口は少なかった。ただしこのような急性疾患の流行がいったん広まると、短い潜伏期間で高い死亡率（全人口数に占める死亡者数）に結果する傾向にあった（L.A. Newson）。

したがってスペイン統治初期のフィリピンでは、急性疾患の広まりに「処女地の疾病」パターンの性格が反映する可能性があった一方、スペイン人が健康被害を受けるパターンは顕在化しなかったという。外部世界との関係において感染症の広まりを考察するには、小さい人口規模、分散した居住パターン、地理・交通条件、貿易・移民、飢饉（ききん）などの要因を合わせて考える必要があるため、ここで単純な結論を提示するのは回避した方がよいのかもしれない。

戦争・感染症・人口

L・ニューソンの研究の意義は、人口減少の要因に感染症の広まりだけでなく、スペイン人の征服活動を挙げたことにある。翻ってアメリカ大陸におけるスペイン植民地の場合も、天然痘の流行を征服活動に伴う戦争、徴発などと相互に関係づけながら、人口減少を考察する必要性があることを示唆する。

一七世紀は、ヨーロッパ、中国をはじめとして世界各地で気候の寒冷化や飢饉が相次ぎ、戦乱などの社会不安が多発したため、「一七世紀の全般的危機」という概念で総括される時代である。A・リードは、一七世紀の東南アジアも経済的・軍事的危機にあったとして、その理由に、噴火など自然災害のほか、貿易をめぐるヨーロッパ諸国間の競合やヨーロッパ勢力と現地諸王国を巻き込んだ駆け引きと戦争を挙げている。人口減少が顕著だったのは、ポルトガル、スペイン、オランダが香辛料取引の統制を狙って関与した戦争が生じたバンダ諸島とマルク諸島であった。ほかにも気候変動による農業の停滞に加えて、高額の婚資、中絶、嬰児殺しなど結婚・出生にかかわる社会慣行が人口減少の要因として考えられた（A・リード二〇二一、上、二三七〜二四一頁）。なお、同じ感染症が複数の地域で同時に流行するパンデミック的流行形態は、まだ東南アジアではみられなかった。その理由には、小人口のほか、ヨーロッパ人参入以前から港市を中心に交流が進んではいたが、人や物の移動の量やスピードがまだ高い水準にはなかったことが考えられる。

一八世紀半ば以降、中国の需要に牽引されて再び貿易は活発となり、世界的平均を上回る年率一％超の水準で人口は増加した。中国人の移民を受け入れた東南アジアでは、貿易輸出の刺激もあって農業生産が増大し、以前よりも多くの人口に食糧を配分できるようになったのである。

帝国主義の時代

イギリスの覇権

世界経済と東南アジア

一七五四年、清朝は、中国人男性の出国と海外資産の持ち込みを許可した結果、その後約一世紀にわたって中国南部の貿易商、鉱夫、職人、船大工、農業者が東南アジアへ移民して活躍するようになる。スペイン領マニラとオランダ領バタヴィアでは中国人の虐殺や排外主義的政策がみられたが、ベトナム、シャム、スールーの各王国は朝貢(ちょうこう)貿易を展開し、とりわけシャムとマレー半島の港市国家にとって、中国人の海商と移民は重要な収入源でもあった。イギリス船のほか中国船やマレー船の東南アジアへの来港が増加し、中国は、コメのほか、胡椒、砂糖、金、銀などを東南アジアから輸入していた。一八世紀後半、東南アジアの輸出が再成長したのは、中国の需要によるところが大きかった。

一九世紀初頭の東アジアでは、ナポレオン戦争を画期としてイギリスをはじめとするヨーロッパ諸国が、軍事力に基づいて主要貿易拠点を押さえて門戸開放を各地に強制する。とりわけ一九世紀半ば以降のイギリスは、優越した経済力を裏付けとして、安定的な国際的経済秩序を構築した。それまでの中国を中心としたアジアの管理貿易的秩序は、ヨーロッパの主権国家システムに基づく自由貿易的秩序に取って代わられ、アジア各地の植民地化と世界市場への統合が促進された。一九世紀前半、民間商人によるローカルな取引を基盤にした、穀物、塩や綿布など生活必需品中心のアジア間貿易は、欧米向けの農産物輸出と併せて拡大することになったのである（杉原、三一一〜三七三頁）。

イギリス帝国は、一八世紀に北米植民地、西アフリカ、西インド諸島、ブリテン諸島の環大西洋世界を中心とした領土支配と貿易を展開しただけでなく、東インド会社および民間商人を通じてアジア貿易にも参入した。イギリス東インド会社は、一八世紀後半になるとインドの統治機関に転化していたが、一八一三年には同会社のインド貿易独占権が、一八三三年には中国貿易独占権が相次いで廃止され、貿易の自由化が進んだ。同時にイギリスは東南アジアにおけるオランダとの勢力圏を分割して、シンガポールを自由貿易港として通商・軍事戦略の拠点とした。また二度のアヘン戦争を通じて、イギリスは香港も自由貿易港としただけでなく、他の欧米列強とともに日本、朝鮮との間に通商条約を締結したため、一九世紀後半には東アジアにおける自由貿易的秩序が整うことになった。

ヨーロッパの工業化は、スエズ運河開通（一八六九年）、蒸気船の普及など交通電信網の発達を促進し、イギリスの経済的関心が集中するインドと中国のはざまにおいて、東南アジアの新たな資源開発を刺激した。一九世紀の東南アジアに新たに広まる貿易秩序は、パンデミックの発生およびその対策となる検疫の在り方にも影響することになる。

帝国主義と東南アジア現地社会

帝国とは、中央集権権力が多民族的な行政的・領域的組織を統合する政治システムであり、これら組織のあいだに階層的な秩序を形成するものと考えることができる。一九世紀から二〇世紀前半は、欧米とその他地域との経済格差が生じただけでなく、欧米や日本の領土支配が強大な軍事力に基づき拡大した帝国主義の時代であったといえる。同時に東南アジアでは、植民地政府機構のもとで明確な領域が確定されるようになった。

ボルネオ島などを除いて、東南アジアの領土分割はおおむね一八八〇年代までになされる。ヨーロッパによって導入された領域的支配は、支配者のカリスマ性および個人的忠誠心に基づく流動的人的従属関係によって統治する東南アジア現地社会にはなじみの薄いものであった。しかし新たな植民地国家は、それまでの社会関係を利用しなければ現地社会の統治は不可能であった。すでに一七世紀までのジャワやフィリピンでは、それぞれプリヤイ（貴族）層やプリンシパーリア（地方有力者）層といった現地人支配者層が、オランダ東インド会社やスペイン植民地国家の協力者として対立、妥協および協調を繰り広げていた。一九世紀になると、両植民地政府では現地人協力者の必要性がますます高まった。ジャワでは、対オランダ抵抗戦争となるジャワ戦争（一八二五〜三〇年）が起きてブパティ（現地人上級首長層）などの社会的権威を保護する必要が生じ、その後導入された強制栽培制度における地租の徴収や賦役の徴発でも、村落首長層の協力は不可欠であった。一八世紀後半以降のフィリピンでは、商品作物の生産が進んだ地域では実質的な抵当流れを通じて地主的土地所有を形成する中国人メスティーソ（現地人と中国人の混血）が村落首長層に流入し、現地社会統治はそうした地方有力者層への依存を強くした。より遅れて植民地統治を開始した英領海峡植民地にしても、華僑社会における徴税請負人や秘密結社に依存しなければならなかった。

しかし一八八〇年代以降、英領マラヤなどでも直接支配が進み、ヨーロッパ帝国主義は、それまでの現地人支配者層の官吏雇用の性格を強めて統治を展開するようになる。英領ビルマではインド人移民、仏領ラオス・カンボジアではベトナム人、蘭領のボルネオとスマトラではジャワ人が官吏として雇用された。植民地統治の官僚制化は合理性や効率性といった新たな社会的価値を体現するものではあったが、欧米権力による人種的・民族的分断政策も反映していたのである。現地人支配者層は、植民地官僚などの立場を介して植民地政策に影響を及ぼし、一九二〇年代以降になると民族主義運動の担い手としての性格を顕著にする。統治の官僚制化は、公衆衛生政策の実施およびそれを通じた現地社会への介入の在り方にも影響することになる。西洋医学を学んだ現地人医師は、官僚でもあり民族運動の代表的な担い手でもあった。

イギリスによる門戸開放政策の展開

一九世紀半ばから二〇世紀初めにかけて、イギリスは世界経済に強い相対的支配力を有して、植民地として領有していなかった地域にも影響力を行使する覇権国家となった。ここでは、覇権国家としてのイギリスが、東南アジアで政治的外交を展開して自由貿易的システムを構築しようとする状況を確認しよう。

ヨーロッパ諸国は、相互に対立、競争して、領土獲得を促進していた。とりわけイギリスはフランスを対抗勢力として、一八〇五年のトラファルガーの海戦、一八一五年のワーテルローの戦いで勝利していたが、東南アジアにおける関心は政治・領域よりも経済・商業にあり、通商上の安全と安定を求める傾向にあった。そのためイギリスは、スペインやオランダの既存の植民地支配を認める一方、劣勢となったスペインとオランダは、現地国家を巻き込む対立においてイギリスの抑止力に依存しなければならなかった。またフランスとイギリスの外交上の妥協は、インドシナ半島を中心としてビルマ、マラヤ、シャムの領域を画定する役割を果たした。

イギリスの植民地官僚でシンガポールを建設したことで知られるS・ラッフルズは、一八一一年に『我々のマレー政策』を出版し、イギリスの政策の二つの柱を提示した。一つは、マレーの王たちの社会的権威を認めて利用することで、イギリスの宗主権を基礎づけるというものである。もう一つは、現地人を利用した「ラインの支配」である。すなわちライン上の占領地を治安維持、貿易の重要拠点とし、そのラインは、現在のインド、ミャンマー、タイによって囲まれたベンガル湾からマラッカ海峡、バンカ島、バリ島、スラウエシ島を経て、オーストラリアに至るものであった。周辺の王国を同盟国として治安維持に努めさせると同時に、各拠点で自由貿易を促進するものである。同盟する現地人は、一

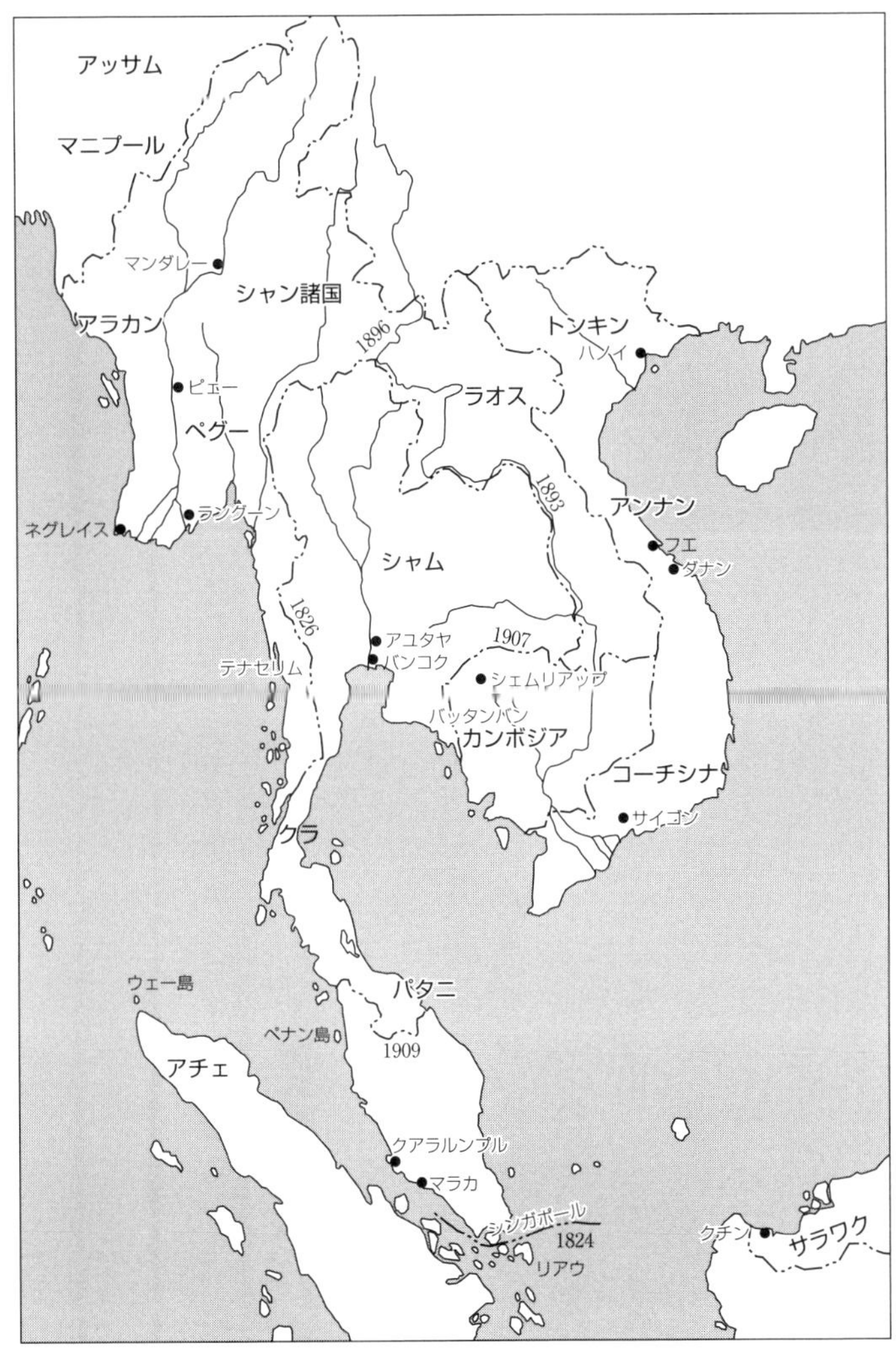

図1　東南アジア大陸部（19世紀）　筆者作成

七、一八世紀、東南アジア海域世界において、商人や傭兵として活躍したブギス人、マカッサル人であった。

しかし現実は、ラッフルズの構想どおりには進まなかった。当時アヘンが対中貿易の支柱となっていたために、カルカッタからペナン、シンガポールを経由して香港、上海に至る支配のラインを加えなければならなかった。シンガポールは、東南アジア域内・域外双方の中継貿易の役割を構築していくことになる。

英蘭条約

イギリスにとって、東南アジアにおける自由貿易的秩序の構築で重要だったのが、オランダとの交渉である。オランダ東インド会社は、一八世紀末までバタヴィアを拠点に現地諸国家と契約および条約を結んで、アジア全域にまたがって各港市とネットワークを張りめぐらしていた。しかしながらオランダは、現在のマレーシアとインドネシアにあたる地域でも、いまだ領域的支配を確立していなかった。実際に一七八四年にイギリスとオランダ間で締結された条約は、東アジア海域における航行権の保障にとどまっており、政治的統治の拡大を含むものではなかった。

一八二四年にロンドンで締結された英蘭条約は、イギリスによるマラッカ（それまでのムラカ）およびシンガポールの領有、オランダによるその周辺インドネシア地域の領有を確定させるものだった。ただし同条約は、オランダが現地諸王国との間に、他国との貿易を排除する不平等条約を結ばないことを含んでいた。さらにオランダは、イギリスがインドの港市で享受するのと同等の保護特権しかその領域下では認められないことになっていた。このように貿易の機会を確保しつつ、オランダに譲歩した条約が締結された背景には、イギリスは、オランダの既得権益を侵害した場合、それに代わって他の列強諸国が介入するのを恐れていたことがある。すなわち他の列強の介入が、イギリスの利益を侵害すると考えられていた。

英領マラヤの形成

イギリスは一七八六年のペナン領有後、マラッカ、シンガポールを獲得して海峡植民地を形成するようになる。二〇世紀初めまでには、海峡植民地、マレー連合州、マレー非連合州の三つの地域から構成される英領マラヤが成立する。とくにシンガポールは、自由貿易的秩序下の貿易拠点となっただけでなく、中国やインドからの移民受け入れの窓口にもなった。植民地統治の行政上の責任は、一八五八年にイギリス東インド会社からイギリス政府インド省へ、一八六六年にはインド省から植民地省へと移行した。なお一九二六年当時における海峡植民地の統治機構をみると、七四名ほどの官吏のほか、ヨーロッパ人一七名、インド人三〇名から成る陸海軍軍人という小

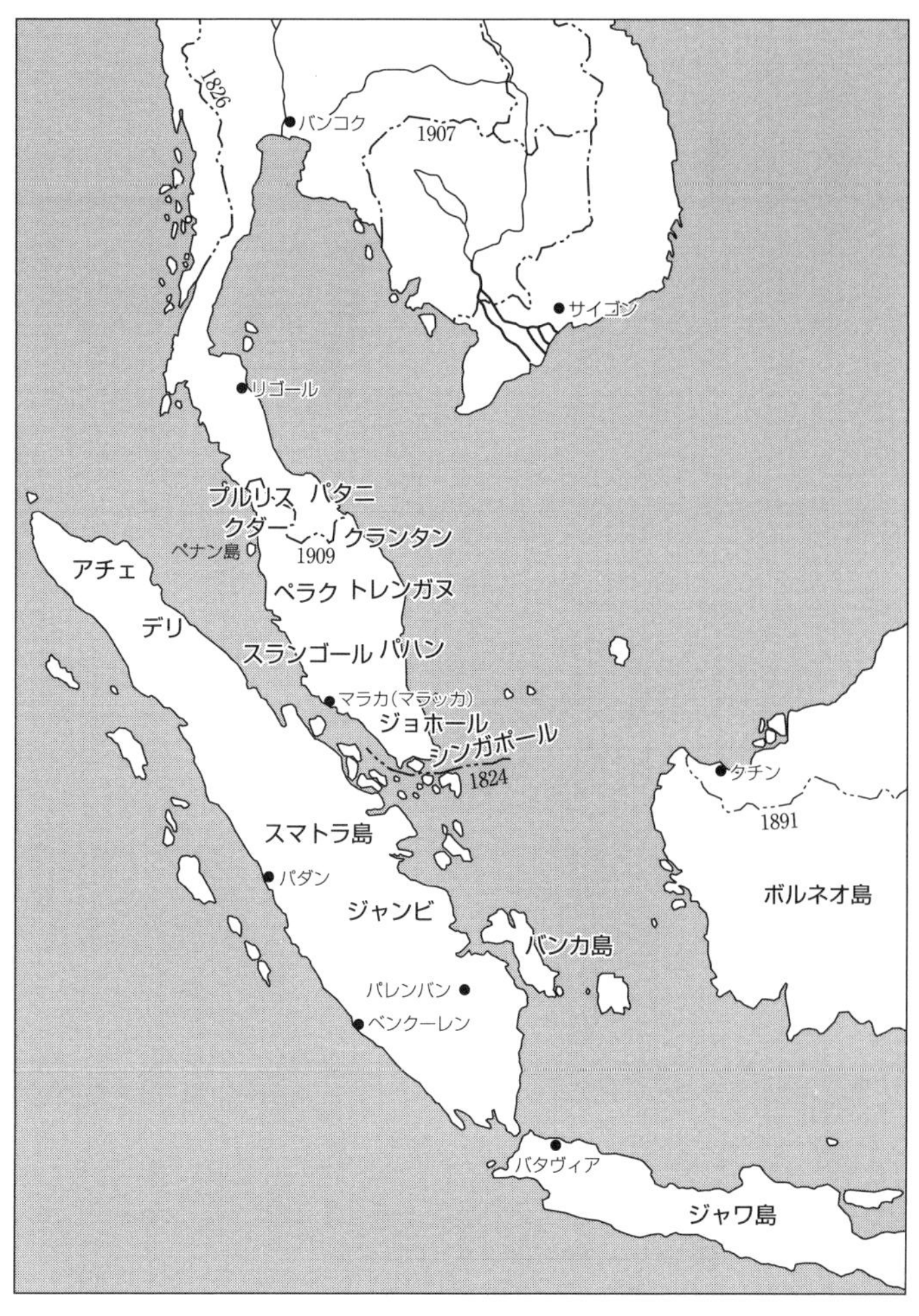

図2　マレー半島（19世紀）　筆者作成

規模なものであった。これらは、一九世紀半ばでも変わらない規模であった。

マレー半島における政治的状況は、イギリス、マレー諸王国、シャムの三者関係によって左右された。当時のシャムにとって、中国を中心とする朝貢体制と新たなヨーロッパ帝国主義的秩序の二つに依存して国際関係を展開するようになっていた。のちにマレー非連合州となるクダー、クランタン、トレンガヌの三王国は、シャムの朝貢国であった。その一方、一八二四年には第一次英緬戦争が勃発するなかで、ビルマの治安と関係するクダーなどの秩序維持はイギリスにとって重要であった。実際一八六二年にはこれら現地諸国家とイギリスの間に戦争が生じており、イギリスはシャムを通じて秩序の回復をはからなければならなかった。

それぞれの国の内政に混乱も生じており、イギリスはそれに介入するかたちで、まずマレー半島西海岸の四つの王国に理事官のポストを置いた。一八七四年になると、マレー連合州のもとにそれら四王国が統合され、行政機構の一元化が進む。一九一〇年には、高等弁務官が海峡植民地と連合州政府の双方を統括支配する、中央集権体制が成立している。他方現地社会のスルタンや各地の首長は、行政機構の一員としての役割を担うようになった。しかし一九二〇年以降のマレー連合州では、権力の地方分権化の流れがみられた。またマレー半島東海岸の非連合州では、一九〇九年にシャムに支配権の放棄を認めさせてから徐々に介入がみられた。しかし駐在したイギリス人官吏は、理事官でなく顧問のポストであり、イギリスの介入の度合いは低かった。

一九世紀末から、土地所有権、交通網、税制、公教育に関わる植民地政策が進んだ。とりわけ土地登記は一八九〇年代以降に活発になされ、その後マレー連合州にゴムプランテーションが形成された。二〇世紀のゴムブームを背景に、イギリス人経営のゴムプランテーションを中心に、南インドから年季契約移民が導入されている。またマレー連合州のうち、ペラク、スランゴールでは、一九世紀後半に中国人経営の錫鉱山に中国人移民労働者が大量に流入するようになっていた。しかし二〇世紀になると、大規模精錬技術を外部から持ち込んだイギリス系企業が錫生産における存在感を高めていった。

英領ビルマの支配

一八世紀半ば、コウンバン朝が現在のミャンマー一帯を支配し、間もなくアユタヤ王朝を、次いで西側のアラカン王国を滅亡させた。一九世紀初めには、アッサム、マニプールを支配下に置いている。こうした拡張は、隣接するインドを支配していたイギリス東インド会社にとって、経済活動の中心となるベンガル地方の支配をも危うくするものであった。この結果として一八二四年には第一次英緬戦争が生じて、コウンバン朝はアラカンの領土やアッサムの宗主権を失う。その後も通商関係の掌握をめぐる摩擦から、一八五二年に第二次英緬戦争、一八八五年に第三次英緬戦争が生じた。その一方でコウンバン朝では、一八五三年に即位したミンドン王のもと、税制、標準貨幣導入などの経済改革が実施されただけでなく、中央集権的官僚制の整備、西欧からの科学技術の吸収をはかっている。しかしながら、イギリスが下ビルマと上ビルマを順次併合した結果、ビルマは英領インドの一州となり、自由貿易秩序に組み込まれることになった。

なお一九世紀後半、上ビルマから南下する労働力は増大して、下ビルマデルタ地帯での水田開発および米輸出の増加に結びついた。しかしながらビルマ人農民は、インド人金融カーストに債務を負うことで土地を喪失していった。他方港湾都市ラングーンはチーク材や米の輸出拠点となり、ヨーロッパ人に次いでインド人あるいは中国人経営の精米所が支配的となった。

シャムと国際関係

一七八二年に成立したシャムのラタナコーシン朝は、ビルマの軍事侵攻を退ける一方、以前から盛況だったジャンク船貿易に加えて清への朝貢船の数を増大させていた。シャム自体もクダーなどのマレー諸国を勢力下に置いていたため、イギリスが、治安や門戸開放を求めてシャムとの交渉に乗り出すことになった。

こうして一八二六年、イギリス東インド会社は、ペナンからH・バーネイを派遣して、クダー、クランタン、トレンガヌの三王国におけるシャムの宗主権を認め、ペラクがシャムに朝貢するかどうかはその首長たるスルタンの判断に委ねるとするバーネイ条約を締結した。このバーネイ条約は、シャム王室によるいくつかの商品の専売権を解消させることにもなった。しかしながらイギリス人商人が王室の貿易独占体制に不満を持っていたことに加えて、アヘン戦争が勃発する一九世紀半ばのイギリスと中国の関係変化は、シャムへのさらなる門戸開放を要求させることになった。一八五五年、香港総督J・バウリングとの間に条約が締結され、貿易を関税制度の下において米の貿易を開放しただけでなく、その条約には領事の任命、治外法権を含むものであった。シャムは、引き続きアメリカ、フランスとも同様の修好通商条約を締結した。シャムは、欧米諸国に商業機会を与えることと併せて不平等条項を含む条約の締結を強いられたが、独立国家としての承認の獲得に成功した。

他方シャムがマレー諸王国に宗主権を有していたことは、その支配の拡大を恐れるフランスのカンボジア支配を促進することになった。さらにフランスがラオスを植民地化することは、イギリスにとっても脅威となっていたため、シャムは欧米の帝国主義にとって緩衝地域としての意味を持つことになった。

シャム独立国家の形成

バウリング条約を締結したのは、啓蒙君主として知られるモンクット王であった。一八五一年に王位を継承する前から欧米人のキリスト教宣教師と交流して、欧米の科学技術の積極的導入をはかり、医学への貢献も大きかった。しかしながら、当時の南部や北部には中央政府の直接統治が及んでおらず、貴族が地方に権力基盤を持って独立割拠する状態であったため、中央集権的統治機構のもとでの政策実施は不可能であった。

一八六八年に王位を継承したチュラロンコン王が、中央集権的近代国家建設を進めた。司法および財政改革を実施した後、一八七四年には国政参議会および枢密院（すうみついん）を設立した。同時に、一八七一年の布告によって、王立学校が設立されて官僚の養成がはかられている。一八九四年以降になると、全国は州に行政区分されたほか、一八九七年には地方行政法が公布され郡から村に至る行政組織が整備された。

蘭領東インドと仏領インドシナ

イギリスとの協調と対立

一九世紀初めの時点で、マレー半島南部とインドネシア諸島は文化的に共通性を持った空間であった。なぜならムラカなどが東南アジア各地と結ぶ貿易の拠点となり、マレー語とイスラーム教が地域一帯に広まっていたためである。しかしながら一八二四年英蘭条約は、マラッカ海峡を英蘭間の領域境界とし、イギリスがマラッカ海峡における貿易の覇権を掌握することを決定的にした。以降オランダは、ジャワ島をはじめとする植民地を自国工業製品の市場とし、強制栽培制度を通じて輸出農産物を供出させるなど植民地経営に専念することになる。ただしボルネオ島においてイギリスの保護国と蘭領東インドの間に境界線が設定されるのは一九世紀末に持ち越されている。

他方東南アジア大陸部では、インドやヨーロッパで戦争を展開してきた英仏の対立が領土境界の設定に直接影響していた。フランスは、インドの領土喪失を埋め合わせて中国へのアクセスを確保するために、インドシナ半島をアジアにおける拠点とした。こうして、シャムが英仏間の緩衝地帯となったのはすでに述べたとおりである。カンボジアとラオスはシャムが支配を狙っていた土地であったが、フランスの軍事力を前にして、一八六三年と一八九三年にそれぞれフランスの保護国となった。その結果、メコン川上流一帯に居住するラオ人などは新たに設定された領域境界によって帰属する国家が分断された。フランスとオランダは、大規模な人口を抱える植民地を自国工業製品の市場としただけでなく、植民地の農業開発によって経済的利益の獲得を目指した。

蘭領東インドの支配と強制栽培制度

一七九九年にオランダ東インド会社が解散したことを受けて、ジャワ島直轄領における植民地経営改革がバタヴィアを拠点に進んでいくことになる。一八〇八年に蘭領東インド総督に着任したダーンデルスは、ジャワ島の防衛力強化と植民地行政の改革の任務を負っていた。とくに後者の課題は不徹底なまま、一八一一～一六年、ジャワ島はイギリスによって占領される。その間ラッフルズが実権を握った政策では、地税制度の導入が植民地統治の観点から重要であった。

その後支配を復活させたオランダは、一八二〇年代にジャワ戦争、一八三〇年代にベルギー独立革命を経験し、そのことがまたオランダにジャワの植民地経営へと関心を向けさせることになる。こうして、ジャワ直轄領における強制栽培制度（一八三〇～六九年）およびオランダ綿製品の輸入がはかられていった。また西スマトラでは、現地王国間の戦争に介入して支配を拡大し、港市と内陸貿易拠点を結ぶ流通を統制した。

本国および植民地が財政危機に直面していたことが、強制栽培制度導入の一因であった。この制度は、農地の五分の一にコーヒー、インディゴ、甘蔗などの商品作物を現地農民に栽培させて、代わりに地税が免除されるというものであった。しかしながら、現実には地方および作物ごとに規制が働いていた。この強制栽培制度のため、一八四〇年代後半の中部ジャワでは飢饉も生じて、住民を苦しめた。この制度は、期間全体で総額七億八〇〇〇万ギルダーもの収益をあげて、本国政府の財政危機打開に貢献した。

ジャワの行政制度

強制栽培制度の実施は、利用する労働力を調達するために現地人首長層を植民地行政機構に組み込む過程でもあった。イギリスの占領期に村落単位の徴税原則が課され、植民地行政の末端組織となった村落では、村長および村役人の権限が強化されていた。オランダの支配下では、州の下位に序列化していた各行政区にオランダ人内務官僚のほか現地人首長が置かれた。前出のブパティは県長として編成され、特定の複数村落から租税や労役を徴収した。その下にあった中間首長には、以前のマタラム王国の下級官吏や下級貴族が多数組み込まれた。末端の村落首長には有力な土

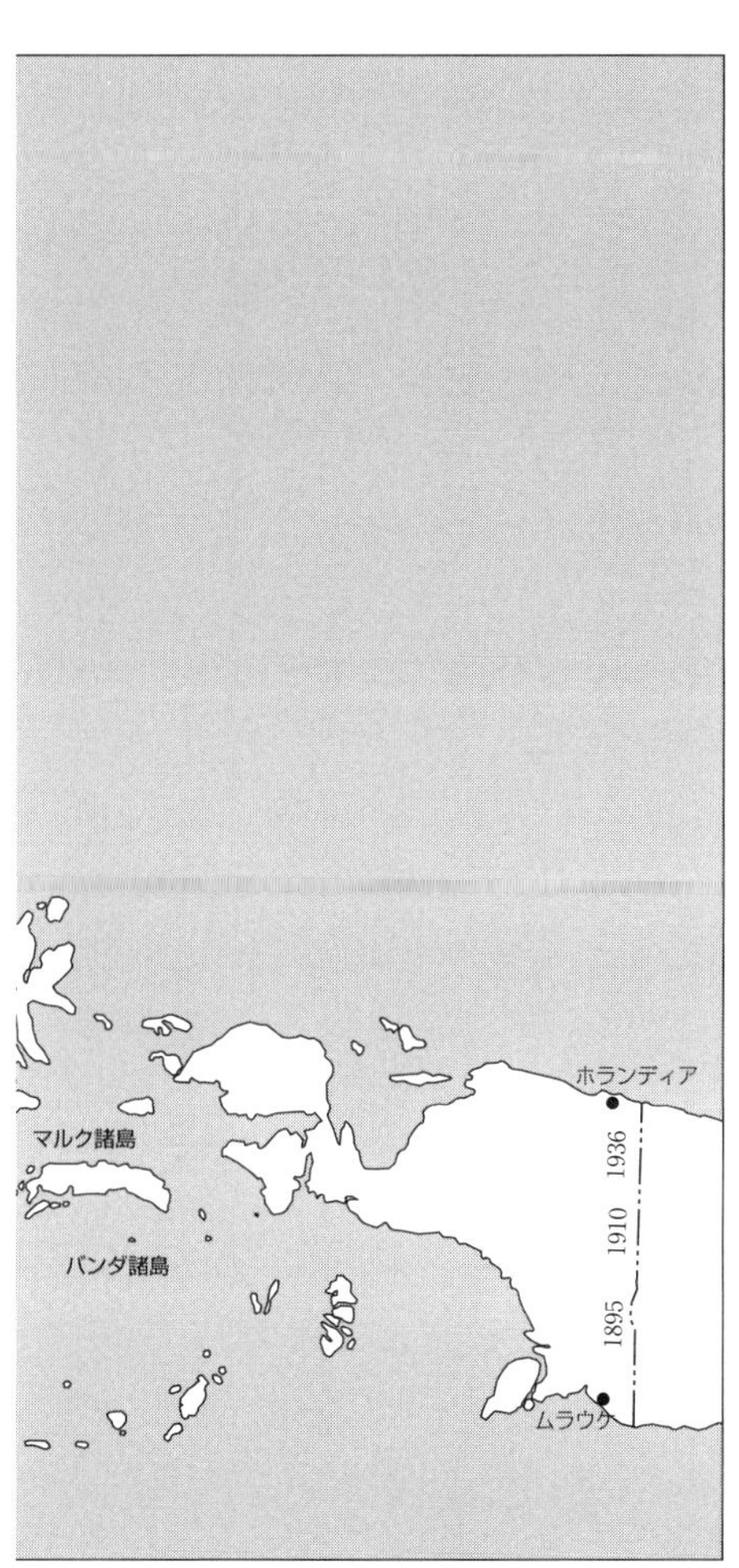

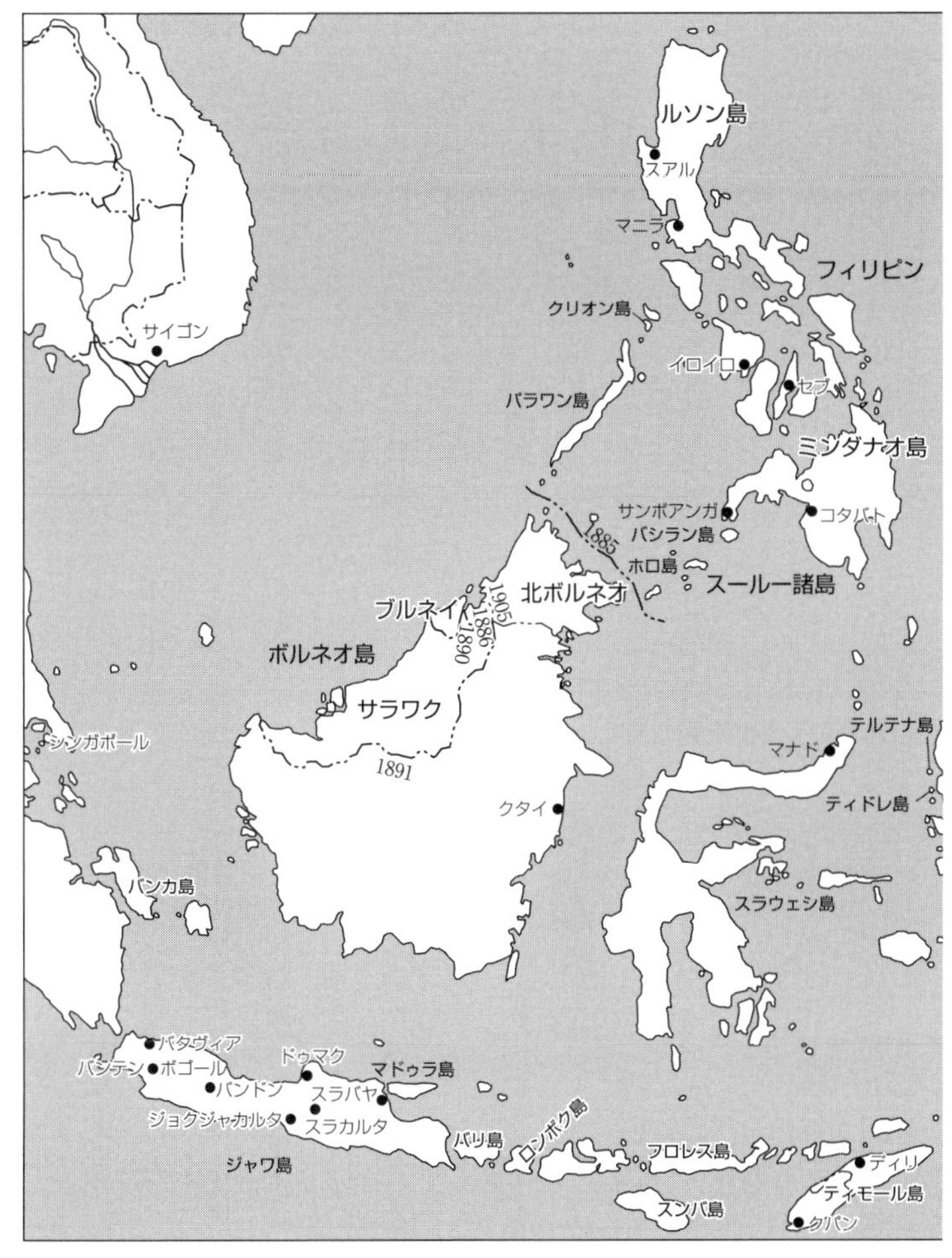

図３　東南アジア島嶼部（19世紀）　筆者作成

地占有農民が着任し、そのポストは事実上の世襲であった。いずれの現地人支配者層も、植民地行政機構の官吏としての性格を持つに至ったが、強制栽培制度が廃止されると、現地人首長層の役割も削減されることになった。

一八七〇年代以降になると、オランダの植民地政策が自由主義化して、民間企業中心の植民地経営に方針を転換する。二〇世紀初めまでには、植民地財政の黒字を現地人の福祉向上に還元するとして、灌漑（かんがい）、植民、教育を柱とする倫理政策が始まる。官吏着任の基準も明確化され、官僚制度の整備が進んだ。同時に二〇世紀初めには、地方分権化も進み、地方議会が設立されて議員の数は人種別に配分されていた（宮本、九一～一三九頁）。

植民地化前のインドシナ半島

一九世紀前半当時、王朝が現在のベトナムの国家領土とほぼ重なる地域を統一支配した。一八〇二年に阮福暎（グエン・フック・アイン）はフエでザロンとして即位し、一九〇四年には清によって越南（ベトナム）が属国として承認される。領域は、北部、中部、南部の三つに分割された。ザロンは、こうした多様な地域を事実上の連邦制と自治州によって統治した。すなわち北部、南部では、長官に大幅な自治が与えられる一方、中部は皇帝政府が直接支配することになった。北部において公田の管理権は村落に委ねられ、経済は国家統制下に置かれる傾向が強かったのに対し、南部では自由主義的な商業が発展していた。また国家統一の過程で、カンボジアは越南の朝貢国となっている。

一八二〇年には、ザロンの子息ミンマン帝が即位し、国号は越南から大南（ダイナム）へと改称された。この体制下では、少数民族への支配を拡大しカンボジアの直接支配も試みられた。さらに省、州の行政区分に基づく中央集権が進んだ。同時にミンマン帝による鎖国政策が展開して、紅河デルタにおける小農民の村落をモデルにした自給安定社会の建設維持が目指された。

欧米との関係では、カトリックの布教を目的とする宣教師の活動が重要である。とくにフランス人宣教師は、一七世紀からインドシナ半島で布教していた。ただし現地王朝は、一八世紀以来キリスト教の禁教政策を実施しており、一八四〇年のアヘン戦争勃発以降、フランスが東アジアへの進出を本格化させるきっかけにもなった。一八四七年に、フランスは拘束されていた宣教師の釈放を要求してベトナムを砲撃したのを皮切りに、支援するスペインとともに戦争を展開し、インドシナ半島の植民地化が開始する。

メコンデルタの領有

まず一八六一年にメコンデルタ三省が軍政支配下に置かれた。翌年締結の第一次サイゴン条約では、メコンデルタのすべてがフランス領コーチシナとして直轄植民地になり、カンボジアは保護国化された。

メコンデルタの植民地支配においても、植民地政府に協力するベトナム人有力者の形成が重要だった。一八六二年には現地の統治機構を温存して、フランス人監察官とベトナム人キリスト教徒通訳による現地行政監察官制度が敷かれている。一八八〇年には、文官による植民地統治機構整備が開始した。総督の諮問機関として、フランス人、ベトナム人双方のメンバーから成るコーチシナ植民地評議会が組織され、富裕な現地人を中心にフランスへの協力者が育成された。

なおメコンデルタでは、一七世紀からベーナム人の南進が進んで、米などの農業開発が進んでいた。フランスは、領有当初から米輸出を解禁している。

仏領インドシナ連邦の成立

フランスは、中国雲南省（うんなんしょう）、カンボジア、ラオスなどへの進出の観点から、北部の紅河の存在にも注目していた。清を巻き込んだ数回の戦闘を経て、一八八三年に第一次フエ条約、一八八四年に第二次フエ条約が締結され、大南のフランスによる保護国化、外交権放棄、フランス軍駐留、主要港の開港、北部統治権のフランスへの委譲が実現する。

しかし、ベトナム人文紳（ヴァンタン）たちの広範な反抗が発生した。文紳は、一八七五年以降の科挙制度で生まれた行政官で、阮朝では、省・府県・郡・村の地方行政を担っていた。こうした現地人の抵抗を背景にして、フランスは、一八八六年には同化政策の実施へと統治政策を転換していく。すなわち文紳層を現地人有力者評議会に組織してその権威を認め、北部にはフエ政府の代理としてトンキン副王を派遣し、王室の権威を保持することになった。

北部・中部でも、フランス人が指揮命令する一方で、伝統的な地方行政は温存されてベトナム人が行政の実務を担う二重行政構造が形成された。一八八七年には、フランス領インドシナ連邦が成立する。トンキン（北部）、アンナン（中部）、コーチシナ（南部）、カンボジアの四地域を植民地省に移管してインドシナ総督が全権を掌握して統括し、一八九九年にはラオスがそれに加わった。

他方、フランスはベトナム人社会への自国文明の浸透を図ることも忘れなかった。一九一七年までに科挙試験を徐々に廃止した。また初頭教育へのコックグー（ローマ字表記のベトナム語）導入、ハノイにおけるインドシナ大学設置も行っている。

メコンデルタの経済開発についてみると、一八六〇年代後半には、反仏運動家の土地や無主地を没収し、フランス人等にわずかな登記料で払い下げている。一八七〇年代には、ミンマン帝時代の地簿をもとに土地登記が実施された。一八八二年になると、五〇〇ha以下の未耕地の無償譲渡が認可された。こうした土地政策は、徴税の場合と同様に村の支配層の郷職（フォンチェック）に依存しなければならなかった。運河建設も精力的に進められ、ベトナム人地主が急増していった。また、二〇世紀に入るとベトナム中部から南部にかけての高原地帯では、フランス人によるゴムプランテーションが展開した。

南部のサイゴンは、国際交易の町として発展した。他方、北部の中心ハノイは、一九世紀の町並みをとどめたまま、フランス総督府の政治の中心として整備された。インドシナ連邦下のベトナムは、輸出農業地帯としてのメコンデルタと、自給農業地帯としての紅河デルタという地理的二重性を抱えていたことがその背景にある。

スールー王国とフィリピン

スールー王国の貿易

中国との貿易拠点となるボルネオ島・スールー諸島海域に関心を持つイギリスは、一七六一年と六四年にスールー王国のスルタンと友好通商条約を締結した。また一八四〇年代になると、ボルネオ島ではイギリス人のJ・ブルックがオランダとブルネイ王国との対立を利用して王国を建設し、のちにイギリスの保護国となっている。その北に位置するミンダナオ島のマギンダナオ王国は、一九世紀には衰退しスペインによって統合されたが、スールー王国はイギリスなどと関係を利用して政治的独立を一八八六年まで維持することができた。

スールー王国のイスラーム教徒は、一九世紀半ばまでフィリピン各地で海賊行為を展開していた。海賊行為はその後消滅したが、欧米諸国は、引き続き中国との貿易品を求めてスールー諸島の貿易ネットワークや資源に関心を向けていた。スールー王国は、ベンガル湾、マニラ、マカオ、広東、シンガポールなどとの貿易を維持して、武器や弾薬を購入し軍事力を保持して北ボルネオにも勢力を拡大した。

のちにみるように、一九世紀のスペインにとってスールー諸島は公衆衛生の政策的課題となっていた。なぜならスールー王国はさまざまな地域と貿易関係を結んだため、感染症が流入しやすかったと同時に、スペインにとって貿易統制の及ばない地域であったからである。実質的な植民地統治が及んでいなかったために、スペインが貿易管理および検疫を行うことは難しかった。

フィリピン統治の変化

つぎに、フィリピンの植民地統治を確認しよう。一七世紀前半までには、フィリピンの地方行政は、州、町、村の序列で組織されて、既述のエンコミエンダは州によって代替されていくことになった。租税は町単位で割りあてられ、町長が徴税責任を負った。町にはスペイン人教区司祭が居住し、布教活動にあたるだけでなく、行政から日常活動に至るまで住民を監視する役目を果たした。

経済的には、一六世紀末以降、メキシコのアカプルコと中国を結び、マニラを拠点として行われたガレオン貿易が重要であった。ただし一八世紀後半には、ブルボンの改革と呼ばれる経済開発が実施される。これは、中国人から経済活動の支配権を奪い、スペイン人、現地人等による経済開発を目指したものであった。一七六七年に非カトリック教徒中国人は、マニラの隔離地域の外部に居住することは禁止され、この規制は一九世紀半ばまで継続した。また一七八一年になるとタバコ専売制度が開始したのに続いて、一七八五年には王立フィリピン会社が設立されてスペインとフィリピンを結ぶ管理貿易が実施された。しかしながら密貿易が横行するなか、一八一五年にガレオン貿易が廃止されたのに続いて、一八三四年に王立フィリピン会社も解散し、外国貿易および経済開発の自由化が進んだ。フィリピンの地方社会では、さとうきび、マニラ麻、ココナッツ、たばこなど輸出農産物生産が拡大することになった。同時に中国人メスティーソが地方商人および地主として台頭し、町および村の官職にも参入している。

フィリピンの行政改革

一八六〇年代以降のスペイン本国政治では、たびたび王制支配が復活するなかで自由主義化が進んでいた。そうしたなか、フィリピンの行政機構は分化・専門化して官僚機構が整備された。中央政府では、司法と行政の分離、財務組織の整備などが少しずつ進む中、一八七二年にはカビテ反乱が生じる。これは、スペイン支配に対する反乱がマニラ近郊のカビテ州で発生したものであり、その後には、スペイン人修道士の教区司祭職独占を批判するフィリピン人神父三名が扇動者として処刑された。この事件は、フィリピンの民族主義が生起するきっかけとなった。他方同じ一八七二年、スペインにおける一八六九年の憲法制定を受けて、フィリピンはスペインの州として統合されないことが確認されると同時に、フィリピン植民地政府改革の方針が決定された。中央政府は、総務部、財務部、法務部、陸軍、海軍に分割され、州、町もそれに対応して下部機構を組織することになった。州には、州長官、州政府所在教区司祭、スペイン人住民（二名）から成る行政委員会が設立されるとした。こうして教育、経済、公共事業、公衆衛生、統計に関する行政機構は地方社会にも拡張される。下級官吏に従事する現地人が増えたことから、マニラを中心に各種学校も増加した。ただしカビテ反乱以降、行政に教会が統合されて、両者の関係は密接になっていた。

最終的に植民地省大臣A・マウラが起草した、一八九五年施行の法律が、地方行政機構を定めた。とりわけ町政府について一二名のプリンシパーリアから成る議会が設立され、町長およびその他四官職（任期四年）を互選するとした。町行政は、新たに編成された州行政委員会および教区司祭の監督を受けている。村長については徴税額の五％を報酬額と定めたが、役人の官僚化が進み、官職以外に新たな利益獲得機会も増える状況で、地方官職は台頭する有産知識人層（イルストラード層）にとって魅力のないポストになっていた。

フィリピン革命とアメリカ帝国

フィリピン人有産知識人による啓蒙活動や民衆を巻込んだ地下活動を背景にして、一八九六年にはフィリピン革命が勃発した。フィリピン人は地方社会の解放と地方政府設立を進めて、一八九九年には新たな憲法制定とマロロス共和国樹立を達成した。その一方、一八九八年から米西戦争を展開するアメリカが、フィリピン革命に介入してフィリピン領有をはかった。一八九九年以降フィリピン・アメリカ戦争へと突入するアメリカは一九〇二年に平定宣言を発表するが、フィリピン人のゲリラ戦はその後も続いた。

ここでは、その背景として、一九世紀におけるアメリカ帝国の形成についてみておこう。アメリカは、イギリスからの独立以降、先住民族への支配と併せて領土を拡張し続けた。一八〇三年にはフランスからルイジアナを買収したほか、テキサス併合を行い、それをきっかけに一八四六年に米墨戦争が勃発した。結果として、新たな領土として獲得したカリフォルニアやニューメキシコなどには、当初専制的な軍政長官のもとで準州制度が置かれ、こうして一九世紀を通じてアメリカは大陸帝国を構築する。しかしながら一八六一年に生じた南北戦争とその後の国民国家形成がアメリカの国民意識と外交政策に影響し、自由主義と人種主義が複雑に絡み合うイデオロギーを孕んだ。また一八八九、九〇年には六つの準州が州として連邦に編入され、一八九〇年実施のセンサス（国勢調査）は西部の「フロンティア」の消滅を告げた。大陸帝国は海外へと関心を向けるなか、キューバでは対スペイン独立運動が興隆していたことを背景に、一八九八年に米西戦争が勃発する。アメリカは、かつてのスペイン植民地を非編入地域（フィリピン、プエルトリコ、キューバ、グアム）として領有し、それらの一部を陸軍省島嶼局の管轄下に置いた。

フィリピンにおける植民地政策

アメリカは、アジアにおいてフィリピンを植民地化しただけでなく、列強諸国の利権の分割が進む中国では、一八九九年と一九〇〇年に門戸開放通牒を発して、機会均等と自由貿易の理念を示した。アメリカは、アジアにおける自由貿易拡大に関心を示していたが、ほかの列強諸国にフィリピンとの自由貿易を認めるものではなかった。アメリカは、アジアにおける新たな帝国として、統治技法をイギリスに学びつつ自らの文明的優位性を示そうとしたため、帝国医療にもそうした性格は反映された。

アメリカはかつてのスペイン植民地に海外領土を拡張したため、スペインの統治システムにどのように対処するかを課題にした。フィリピンで土地政策を実施するにあたっても、ニューメキシコ、アリゾナ、コロラドといった準州をとりあげ、大土地所有が支配的な社会でどのようにして自作農を創設するのかという政策的課題を調査し、アメリカの自作農創設政策であるホームステッド制の優位性を自賛する。しかしながら、フィリピンでは土地所有に関するスペインの法的諸関係をいったん承認した上で、一部修道会所有地を除いてスペインの土地制度を温存した。公衆衛生・医療の政策的理念にもアメリカの文明的優位性をおいていたが、マニラ、地方双方においてスペインの衛生制度を基本的に継承して実施せざるをえなかった。

そのほかの植民地政策では、無償・義務制の初等教育が導入され、英語が普及することになった。また経済的には、米比間自由貿易体制が構築されたことが重要である。一九〇九年ペイン・オルドリッチ関税法、一九一三年アンダーウッド・シモンズ関税法により、米比間でフィリピン主要農産物とアメリカ工業製品の貿易取引が無関税化された。

植民地政策は、宗主国の国民性や価値観によってだけでなく、被支配地域の空間において妥協や摩擦の結果として形成されるものであった。アメリカの植民地政策は、自由主義的理念に加えて、フィリピン人有力者との政治的妥協が作用した結果であった。アメリカは、フィリピン・アメリカ戦争のさなかフィリピン人有力者の願望に関する聞き取り調査を行い、それを前提に植民地統治を開始していたのである。さらにその戦争中から実施された医療政策では、フィリピン人住民および官吏の抵抗が生じ、その施策に修正を迫る事態が展開することになっていた。

帝国と現地社会

門戸開放と植民地統治

一九世紀のイギリスは、覇権国家として自由貿易を基軸とする安定的な国際経済秩序を東南アジアにも構築しようとした。そこでは中国を中心とした朝貢貿易体制に代わって、自由貿易的秩序に基づく貿易システムの構築が目指された。アジアの主要貿易拠点を結んだ既存の貿易ネットワークは存続して、欧米諸国との新たな貿易取引と共存する重層的世界経済秩序が形成されている。とりわけシンガポールや香港を中心に、近代東南アジアの対アジア貿易は展開することになったのである。

イギリスは、インドと中国を結ぶ自由貿易の構築を主な関心として、その利益と矛盾しない限りにおいて、その軍事的政治的権力は現地社会への不介入政策をとった。シャムの場合も、マレー半島の王国に政治的影響力を行使しながらイギリスと政治的交渉を展開したことが独立承認の前提にあったが、イギリス側からするとその交渉では門戸開放が最も重要であった。その一方で、一九世紀初めに既存の植民地権力にあったスペインとオランダの領域支配は、ほかのヨーロッパ権力が参入してイギリスの経済的利益を阻害しない限りで承認しうるものであった。ベトナムも、イギリスの経済的関心が弱かったために、同様にフランスが植民地として統治することを承認する対象となった。

帝国医療と現地社会

一九世紀後半まで、東南アジア社会の統治は、現地特有の流動的個人関係への依存が顕著であった。植民地権力もまた、同様に現地人有力者との人的関係に依存しなければならなかった。しかしながら、東南アジアの領土分割の大枠が完了する一八八〇年代以降になると、このような人的支配関係に代わって領域的支配に基づく官僚制的統治機構が徐々に整備されて、官吏による政策運営への移行が顕著となっていく。こうして東南アジアの医療・衛生政策は、より広い領域に影響を及ぼす条件を整えつつあった。飯島渉は、近代アジアのペスト研究において、国家の医療・衛生事業への関与が進み、人々の生活様式や社会制度が大きく変化する様相を「衛生の制度化」と呼ぶ概念で捉えている（飯島二〇〇〇、三〜四頁）。

東南アジアにおける「衛生の制度化」は、行政機構の整備が進む一九世紀末を待たなければならなかったが、現地人有力者の協力もいまだ必要であった。それは同時に、細菌学説をはじめとする近代科学が興隆する時期でもあった。こうした時期に欧米列強が帝国医療を実践するが、新たな現地社会との関係は、医療を通じた政治的イニシアティブをめぐる確執として、民族主義という政治的指向性を内包するものであった。民族運動は、医療政策の展開だけでなく国民国家の形成にも影響していくことになる。

パンデミックの時代

進む経済開発、広まる感染症

開発原病とは？

一九世紀の東南アジアでは自由貿易的秩序への転換が進み、農業や鉱業における経済開発が進んだ。中国やインドからの移民を受け入れて、欧米や東南アジア域内向けの農鉱産物の輸出が増大したのである。貿易や移民の増加は、ローカルな経済開発の進展と併せてパンデミックが生じる頻度を高めることになった。

経済開発が労働者や農民の所得水準の上昇に結びつくのならば栄養状態および健康が改善する展望も開けるが、経済開発は必ずしも現地住民に健康をもたらしたわけではなかった。経済開発の結果、感染症に罹患するケースもまたたびたびみられたためである。農村における生態環境の変化、都市への人口移動や不衛生な工場労働によって、ウイルス、細菌、寄生虫など病原体に曝される機会が増加するのである。多くの場合、人間集団を含め、ねずみや蚤などの動物が病原体の宿主として機能していた。

このように、経済開発によって人と生態環境との間の関係が変化することで引き起こされる健康被害を開発原病という。開発原病の概念を提起したヒューズ&ハンターは、アフリカを対象にさまざまな感染症を検討した。一例として、一九世紀末以降の河川上流部の灌木地において、農地開墾によるツエツエ蝿の増殖が進行したことを挙げている。その結果、道路整備による人・物・動物の移動も要因となって、ツエツエ蝿を宿主とする眠り病が人と牛を巻き込んで流行したとするのである（C. C. Hughes and J. M. Hunter, pp.443-493）。

東南アジアの経済開発

一七〜一九世紀、水稲耕作社会であった日本や中国で三日熱マラリアの発病がみられた。しかし水稲耕作において天水に頼る湿田から灌漑田への転換が進むことで、マラリア感染のリスクは減少した。宿主である蚊は、流れのある水中よりも湿地に多く生息するためである。東南アジアにおけるマラリア感染のリスクは、一九、二〇世紀に拡大していた。たとえば、熱帯雨林の伐採により灌漑用水路および水田の造成が進んだため、ハマダラ蚊が増殖してマラリアが広まった。また近代の経済開発は鉄道や蒸気船など交通網の発達を伴い、感染症が風土病地域を越えて広まるパンデミックの要因にもなった。同時に都市化も進んだため、人から人へと感染する天然痘や麻疹への感染リスクも高まった。

近代資本主義経済の勃興に伴い、蒸気船や情報通信のネットワークが整備された。一八四二年にはイギリスのP＆O汽船会社が、スエズとカルカッタを結ぶ定期蒸気船航路を開通し、一八四三年にシンガポールと香港に航路を延長している。東南アジアの主要港湾都市は、シンガポールと香港を中心に定期蒸気船航路を結んだ。またシンガポール・中国間の海底電線の敷設が、一八七六年に完了している。その一方、東南アジアの貿易取引量の増大やアジアの市場経済化とともに増加する中国人やインド人の移民は、農業・鉱業生産、金融・商業サービスを担うようになる。東南アジアの輸出産品積出港と内陸部を結ぶ交通網において新たに敷設された道路や鉄道が河川を代替するようになり、ローカルなヒトやモノの移動も促進された。グローバルな資本主義経済と連動するローカルな経済開発は開発原病の発生を促し、さらにコレラやペストのパンデミックを生み出していくのである。

東南アジアの域内貿易

一九世紀前半、インド、中国、シンガポール、ジャワをはじめとするアジア諸地域間における貿易取引は、アヘン取引や中国人によるジャンク船貿易も含めると、対欧米貿易に匹敵する規模で成長していた。ガレオン貿易を廃止したフィリピンも含めて、中国人による貿易に加えて、欧米商人との取引が在来の貿易ネットワークを刺激し拡大していた。アジア間貿易で取り扱われた商品は、アヘン、銀のほか、穀物、綿布、砂糖、塩などの生活必需品が多かった（杉原、三一一～三三八頁）。

東南アジアでは、第一次世界大戦までに農業や鉱業を中心とする経済開発が進み、とりわけマレー半島から群島に至る島嶼部では欧米への一次産品輸出が増加した。フィリピンでは、砂糖、ココナッツ、タバコ、マニラ麻の商品生産が拡大している。英領マラヤでは、中国人とインド人の移民労働力を受け入れて、錫とゴムの開発がなされた。蘭領東インドでは、砂糖やコーヒーが輸出されている。一方域内では、シンガポールや香港を中継港として食糧取引が発展したことも特徴であった。島嶼部では一次産品生産の刺激を受ける現地人口が、主食である米を需要し輸入を拡大させていたためである。東南アジア大陸部では、英領ビルマ、タイ、仏領インドシナのデルタ地域で米の生産が拡大し、域内の島嶼地域へ輸出されていた。東南アジアの輸入では、欧米からの工業製品に加えて、生活物資の中心となる米の取引がアジア域内では重要であったのである。

東南アジアでは本格的な工業化はみられず、第一次世界大戦以降になると日本からの綿製品の輸入が増大している。日本や中国は、二〇世紀に入ると綿業を基軸として、相互に競争を展開しながら工業化を進めていた。このような重層的な資本主義世界市場の拡大と連動するローカルな経済開発は、都市などで稼得労働に従事する移民を押し出す要因となる一方、東南アジアの農業や工業はインド人や中国人の移民労働者に新たな就業機会を提供するのであった。

人の移動

一九世紀は、世界的に移民が顕著に増大した世紀でもあった。西ヨーロッパ内部では出稼ぎ移民が増加して、その延長としてアメリカへの移民の大きな流れがみられた。アジアでもプランテーション農業や錫鉱山をはじめとした経済活動の機会の増加は、グローバルな労働力移動を拡大させた。こうして一九世紀末以降になると、インド人と中国人の出稼ぎ移民が南・東南アジアへと集中している。

その背景には一九世紀前半にイギリス帝国内で奴隷制が相次いで廃止されたこともあり、代替労働力として中国やインドから移民の流出が増加していた。インドからは自由移民と年季契約移民の二つのパターンが存在していたが、出身地域の社会秩序を利用してリクルートされるケースが多かったのは両パターンともに同じだった（杉原、一九九二～三二一頁）。英領ビルマには北東部のベンガルやオリッサから、英領マラヤには南インドから年季契約制の出稼ぎ労働者が流入していた。中国では、福建省など中国の南部沿岸地域から、香港やシンガポールの仲介組織を通じて東南アジアへ移民するケースが多かった。

また一九世紀には、経済的動機以外にも、イスラーム教徒の巡礼が蒸気船の航行によって促進されるようになった。メッカには、英領インド、英領マラヤ、蘭領東インドなどからイスラーム教徒が巡礼のために集まっていた。東南アジアからの巡礼者はシンガポールやジャワ島から紅海へと向かい、アラビア半島南端のアデン港を経由地としてメッカに到達するのであった。国際的な衛生管理として、オランダとイギリスが紅海両岸に検疫施設を設けただけでなく、シンガポールを出港する両国の汽船には船医が乗船者の健康管理のために同行した。一八八〇年代まではイギリス船に健康証明書の発行が必要とされて、コレラ感染者を乗船させていないことが確認されるようになっている。

東南アジア域内外における移民や巡礼者は、病原体の保菌者として移動することで感染症の伝播を拡大するものだった。

帝国主義世界におけるパンデミック

一九世紀以降のアジアは、コレラや腺（せん）ペストなど、頻発するパンデミックの発生源となった。同時に、近代官僚制の体裁を少しずつ整えつつあった各主権国家および植民地国家の公衆衛生を促した。上下水道など社会インフラストラクチャーの整備、ワクチン接種や衛生教育などの公衆衛生政策が実施されている。各地の公衆衛生政策の実施はパンデミックによって促進され、流行する感染症によってその内容は左右された。たとえば、一九・二〇世紀転換期に公衆衛生を開始したフィリピンのアメリカ統治では、平定終結前からコレラが流行したため、その流行後もコレラ対策を意識した公衆衛生政策を基本とした。またフィリピンよりも遅れて医療行政の整備が始まった蘭領東インドでは、腺ペスト対策を通じて公衆衛生政策が進んだ。翻って日本をみると、幕末から明治にかけてコレラがたびたび流行し、コレラ流行が衛生観念を植えつけるきっかけとなったことは有名なエピソードである。

つぎに、一九、二〇世紀のパンデミックの事例を感染症ごとにいくつか取り上げる。パンデミックの形態を取らなかったが、東南アジアの人口密集地で風土病化していた天然痘(てんねんとう)から考察を始めることにしたい。深刻な健康被害がみられたため、天然痘は東南アジアの広い地域にわたって公衆衛生政策に影響した感染症であった。

天然痘と種痘の広まり

近世の天然痘

天然痘とは、ヒトからヒトへとそのウイルスが広まる感染症であり、人口密度が高く、ヒトの出入りが盛んな集団で感染頻度は増大した。天然痘の潜伏期間は一〇〜一四日ほどで、多くは子供が感染し、感染者の半分以上は死に至るケースが一般的であった。天然痘のワクチンは、一七九八年、イギリスのE・ジェンナーによって牛痘種痘（ぎゅうとうしゅとう）として発明された。これは、牛痘に感染した牝牛から生きたウイルスを採取したもので、日本には、一八四九年に牛痘苗が輸入されている。一九八〇年にWHOが天然痘の撲滅を宣言したが、一九世紀にワクチンとなる種痘が世界に広まるまで、天然痘は人口の動向に大きく影響するほど多くの人間を死に至らしめる病気であった。

ヨーロッパにおける天然痘感染はすでに近世以前から広まっており、一六世紀にはアメリカ大陸に伝播した。その後一七、一八世紀のヨーロッパでは、戦争と都市化が天然痘や発疹チフスの流行を促進している。東南アジアでも、近世以前から天然痘の感染が観察された。一九世紀初頭には、イギリス占領下のジャワのジョクジャカルタでサンプル調査が実施されており、一四歳以下の子供の死因の一六%は天然痘によるものであったという(大木、一一五~一一六頁)。

近世の日本では、ほとんどの期間が鎖国体制下に置かれていたため、腺ペストや発疹チフスの流行はみられなかった。しかし江戸や大坂といった都市の発展と人口増加は、古くから疱瘡として知られていた天然痘の流行を促進した。一九世紀半ばになってもなお、日本人全体の一〇%は天然痘で死亡する状況だった。そのため一八四九年に京都周辺で種痘が実施されると同時に、緒方洪庵が大坂に除痘館を設立したエピソードが知られている。また一八五〇年代の江戸幕府では、蘭方医家の伊東玄朴が幕府奥医師に任ぜられて、漢方医学から西洋医学へと医療の方向転換がなされた。幕府は、天然痘の深刻な流行をみせていた蝦夷地、東北諸藩にむけても医師を派遣しアイヌ民族と日本人を対象に種痘を実施した。一八五八年になると江戸の神田お玉ヶ池に種痘所が開設され、蘭方医学の修得や研究の場も兼ねた。一八六一年には幕府直轄の西洋医学所に改められ、解剖実験も実施されている。

東南アジアの天然痘と種痘

東南アジアでは、日本よりも早い一九世紀前半に種痘が実践されていた。これは、天然痘が当時の東南アジアの広い地域で広まっていたことを示唆する。ヨーロッパ人が種痘を主導したものがほとんどだったが、阮（グエン）朝大南（ダイナム）のように王室主導で種痘を取り入れた地域もあった。

最も早く種痘を実施したのはイギリス東インド会社で、一八〇二年、セイロンのほか、植民地のスマトラ島西海岸ベンクーレンの商館で種痘を行った。その後イギリスは、ビルマ、ペナン、シンガポール、マレー半島各地に種痘を導入している。フランスは、一八〇四年までにモーリシャス諸島に種痘をもたらした後、ジャワのオランダ人に痘苗を譲渡した。そのオランダは、一八〇四〜〇五年、ジャワの人口の多い地域で種痘を行っている。一九世紀前半に、ジャワ島だけでなくその外部へも種痘の実施地域は拡大していた。一九世紀半ばのシャムでは、アメリカ人宣教師D・B・ブラッドリーが種痘を実践し、その効果を現地人に示した。一九世紀後半になると、フランス海軍がカンボジアとラオスで種痘プログラムを実施している。

全体として、種痘に対する現地人の抵抗は強かったようである。たとえば、ジャワおよび周辺の島では、種痘でなされる体にキズをつける行為が、イスラーム教の神への冒瀆として認識されて抵抗にあうことが多かった。しかし実施主体であったオランダ人医師がイスラーム教指導者の協力を得ることができた場合には、現地社会によって種痘が受け入れられることもあった（大木、二二〇〜二二四頁）。

王室による種痘普及の試み

興味深いのは、一八〇三〜〇七年のあいだ、植民地に向けて種痘普及のための使節団を派遣したスペイン王室の試みである。その事業を担ったのは当時の宮廷医F・X・バルミスで、スペイン植民地における幼児への種痘、種痘方法と痘苗の保存を広めるための種痘医の訓練を目的とした。同使節団は、アメリカ大陸での種痘事業を終えた後にフィリピンに向かった。フィリピンには、一八〇五年にメキシコを出港したガレオン船によって、種痘を受けたメキシコの少年二六人とともに到着した。フィリピンでは、それら少年からフィリピンの幼児に「腕から腕へ」と接種が広められた。

東南アジア現地住民を対象にした種痘政策は、一九世紀前半のマニラで最初に実施された。一八〇八年の勅令を経て、種痘が行政、教会、軍の協力によって進められることになったのである。中央種痘所がマニラの各町に置かれ、幼児を対象に種痘を実施していた。各教区司祭は、毎月、中央種痘諮問会議に乳児の洗礼に関する情報を送っていたため、その情報に基づき選定された幼児の家族は、幼児に八日間隔で二度種痘を受けさせるとされた。その一方で地方社会では、州長官の監督下に地方種痘医総監が置かれて、マニラと同様の手続きがとられた。しかし実際には、流行が生じた際に事後的に種痘が実施されることが多かったようである。

また一九世紀初め、阮朝の大南では、王室の子息の種痘のためにその方法や痘苗保存に関心が持たれ始めていた。ミンマン帝が即位した一八二〇年、当時の宮廷医だったフランス人医師J－M・デスピオが、種痘を導入するためにマカオに派遣された。マカオと広東には、ポルトガル人とイギリス人が関与して種痘が導入されていたためである。デスピオは、接種を受けた少年を通じて阮朝王室に種痘を取り入れただけでなく、痘苗の保存法もマカオで学んだ。ミンマン帝は長期的にベトナム社会への種痘の拡大を視野に入れていたため、デスピオは、ベトナムに戻った後に一〇人ほどの現地人種痘医を養成し、ミンマン帝自身も種痘所開設を支援した。

一九世紀当初から、世界中で種痘導入の試みがなされたのは、当時、天然痘が深刻な感染症だった事実を反映している。それと同時に種痘に関わる知識と実践が、帝国医療の始まる前から世界中を循環していたことは注目されてよい。

三つのパンデミック――コレラ、腺ペスト、スペイン風邪

近代におけるコレラ流行

コレラは、近代を象徴する感染症の一つである。その流行は、グローバル化と都市化双方の顕著な影響を受けるためである。もともとはインドのベンガル地方デルタ地域に存在した風土病であったが、世界貿易、植民地支配、蒸気船導入などを要因とするグローバル化によってコレラのパンデミックが生じて、世界各地の衛生や生活の近代化が進んだ。このコレラは、コレラ菌を水や食物とともに飲み込むと、激しい嘔吐と下痢を伴って脱水症状に至る水系感染症である。保菌者の糞便を介して感染が広まるため、その流行には屎尿や飲み水に関わる衛生状態の良否が影響する。病理学的には、コレラ菌には二種類ある。一つはアジア型で、一八八三年にR・

コッホによって発見され、一九世紀から二〇世紀初めに主に流行した。もう一つはエルトール型で、二〇世紀初頭に確認され、一九六一年以降にアジアで広まるパンデミックで主役となった。一九世紀のアジアでは、都市化も進展して飲料水や下水処理などコレラの疾病環境の悪化が問題となったため、衛生や医療は、アジアの植民地化を進める欧米諸国にとっていよいよ重要な課題となるのであった。

コレラ・パンデミックの諸相

もともとコレラは、インドベンガル地方南部の農村で散発的に流行するにすぎなかったが、一八一七年になるとベンガル地方北部と東部、翌年にはボンベイとマドラスにコレラが広まった。コレラが、風土病地域からインド各地そして海外に飛び火することになったのにはいくつかの要因がある。第一に、ヒンズー教の巡礼があった。第二に、軍隊が伝染病の伝播に重要な役割を果たしたことである。第三に、アッサム地方の紅茶農園などの経済開発が、季節労働者を移動させる契機となっている。第四には、蒸気船航路の整備と併せて、内陸部と港湾都市を結ぶ鉄道は、ヒト、モノ、コレラ菌の移動を容易にした。そして最後に、カルカッタなど大都市の成立があり、都市における衛生環境の悪化は深刻化していた（脇村、二〇〇二）。

コレラ・パンデミックは、一八一七〜一九二三年のあいだに六回にわたって生じ、いずれもインドを起点としている。一八一七〜二四年の第一次パンデミックには、イギリス軍のインド内外における頻繁な移動が影響していた。次いで一八二七〜三五年の第二次パンデミックでは、西ヨーロッパやアメリカ大陸にもコレラが拡大している。

一八六三〜七五年の第四次パンデミックでは、一八六六年のコンスタンチノープル国際衛生会議でイスラーム教徒の巡礼が問題視され、帝国間の協調的取り組みが強化された。一九世紀半ばにはヨーロッパ諸国によって国際衛生会議が組織され、コレラ防疫対策の国際的コンセンサスをつくる試みがなされていた。その会議では、メッカに、英領インド、英領マラヤ、蘭領東インドなどからイスラーム教徒が巡礼のために集まる事態が注視されていた。さらに、一八六九年のスエズ運河開通は、ヨーロッパへのコレラ伝播の脅威を高めていた。

一八八一〜九六年の第五次パンデミック、一八九九〜一九二三年の第六次パンデミックでは、東南アジアのジャワやフィリピンなどにおいてコレラ死亡者が多く記録されている。東南アジアにおけるインド人や中国人の出稼ぎ移民の増加や貿易の拡大が、コレラ感染拡大の背景にあった。

表1　コレラ年平均死亡率の比較（%）

英領インド		英領ビルマ		英領海峡植民地		米領フィリピン	
1874～99	1.68	1892～1901	0.05	1904	0.0	1902	1.80
1900～24	1.58	1902～11	0.06	1909	0.3	1906～10	0.09
1925～47	0.74	1912～21	0.05	1914	0.1	1911～15	0.01
		1922～31	0.03	1919	1.1	1916～20	0.08
		1932～39	0.01	1924	0.0	1921～25	0.00
						1926～30	0.01
						1931～35	0.01
						1936～38	0.00

（注）英領海峡植民地のみ少数第1位まで表記．ほかは少数第2位まで．
（出所）千葉2020年，295頁．

東南アジアのコレラ

ここで、表1によって、一九世紀末から二〇世紀前半にかけてのコレラ年平均死亡率（全人口数に占めるコレラ死亡者数）をみることにしよう。もともと風土病地域であった英領インドの数値は、東南アジア各地と比べると高くなる傾向にあった。英領ビルマは、一八九二年から一九二一年まで平均して〇・〇五％前後の水準を示していた。英領海峡植民地の場合、一九〇四年以降のデータを得ることができ、一九〇四年〇・〇％、一九〇九年〇・三％、一九一四年〇・一％、一九一九年一・一％となっていた。上記五ヵ年の年平均では〇・三八％となり、ビルマよりも高い水準となった。米領フィリピンの場合、一九〇二年に一・八〇％と極端に高い数値を示したが、一九〇六〜一〇年〇・〇九％、一九一一〜一五年〇・〇一％、一九一六〜二〇年〇・〇八％であった。一九〇六〜二〇年の年平均コレラ死亡率は〇・〇六％となり、英領ビルマと同等の水準を示している。全体として、一九二〇年代以降になると各地とも年平均コレラ死亡率は減少する傾向を示していた（千葉二〇二〇、二九五頁）。

以上から、とりわけシンガポールを含む英領海峡植民地は、中継貿易地であるとともにインドや中国から多くの移民が流入していたために相対的に高いコレラ年平均死亡率を記録していたことがわかる。英領ビルマは、コレラの風土病地域だったガンジス川下流域に隣接して多くのインド人移民を受け入れていた地域である。海峡植民地ほどではないにしても、ビルマでのコレラ年平均死亡率の高さはインドとの地政学的関係が反映していた。米領フィリピンで一九〇二年のコレラ年平均死亡率が高かったのは、コレラ・パンデミックと併せて、フィリピン・アメリカ戦争がその被害を深刻にしていたためと考えられる。その後一九一〇年代まで、英領ビルマとコレラ年平均死亡率が同程度高かったのは、貿易や移民以外に、後述のように都市における水利環境の悪さが影響していたためであろう。

表1には含まれていない蘭領東インドのジャワ島におけるコレラ流行は、パンデミックを反映した疫学的パターンを示していた。すなわち、一八二一〜二二年、五一年、八一〜八二年、八九年、九二年、九七年、一九〇九〜一〇年にコレラが猛威を振るっていたが、一九二〇年代初めまでにはコレラは主な死因ではなくなっている。一八二一年にジャワでコレラが流行した当初から、マレー半島などでのコレラ流行の情報を受けて、外国船の入港を禁止する検疫的措置が取られていた。

このようなコレラ流行は、ローカルな地域社会の視点から考察する必要性がある。コレラの疫学的動向には、移民や貿易の推移に加えて、現地経済、現地住民の生活様式、植民地政府の公衆衛生および社会資本整備などさまざまな要因が複合的に作用するためである。つぎに、地域社会の視点から飲み水や屎尿処理に関する衛生環境とコレラ流行との関係についてみていこう。

飲み水と屎尿処理

コレラ流行は、世界的に上下水道施設が普及するきっかけとなった。近代日本の防疫行政もまた、コレラ流行によって飛躍的に促進されている。一八七七年にコレラが流行した際には、内務省が、海港検疫、避病院の設置、患者の届出、交通遮断などから成る「虎列刺(コレラ)病予防法心得」を布達していた。これは、一八八〇年に公布される「伝染病予防規則」のひな型となり、急性伝染病対策を、「清潔法」、「隔離法」、「摂生法」、「消毒法」の四つに整理し、それぞれ詳細な解説がなされて対策の普及を促した。また一八八六年のコレラ流行を受けて、政府は、イギリス人技師W・バートンをアドバイザーに任命して上下水道の整備を進めた。しかし東京や大阪でさえ、下水道整備は敷設に長期間を必要とするために後回しにされて、上水道を優先して進めざるをえなかった。二〇世紀前半、コレラの脅威は消滅する傾向にあったが、日本の都市住民は、同じく汚染された水や食料を介して感染が広まる腸チフスによって悩まされた。

フィリピンのマニラでは、日本や東南アジアの他の都市と比べても、早くから上下水道の整備が課題とされていた。一九世紀半ばのマニラでは、都市化の進むなかで河川水が汚染され、飲料水を確保する問題が生じていたためである。土壌の問題から井戸を使用するのも難しく、雨水の利用も貯水タンクがある場合に限定されていた。それ以外にも、マニラ中心部にはパシグ川の上流・支流で汲み取られた飲料水が小型船で持ち込まれ、陶製のつぼに入れられて街の至るところで小売りされていた。こうして一九世紀末には、たびたび深刻なコレラ流行を経験したこともあって、郊外の水源池とマニラ中心部を結ぶ上水道が建設されたが、水量および水質ともに不十分だった。このためアメリカ統治下においても、河川上流において上水道の新たな水源地を確保する努力は継続した。屎尿処理では、一九一〇年代以降になると下水道と接続する水洗トイレを使用する住居が増加している。

都市の水利環境

比較的早くから植民地都市として形成されたバタヴィアやマニラでは、一九世紀までに水利環境の悪化が表面化していた。バタヴィアは、一七世紀初めにオランダ東インド会社によってもともと良好な港市として発展していたチリウン川河口湿地に建設されたものである。市壁内外において堀割や運河から成る水路網のネットワークが張り巡らされ、水路網全体で貯水することで船舶の運航に必要な水深が確保された。しかしこの水溜りが、マラリアを媒介する蚊の繁殖場所となり、早くも一七五三年、オランダ人の健康を守るためにバタヴィア市壁周辺の水路の改修工事が行われた。バタヴィアの水利環境は、コレラというよりもマラリア対策から改良されていたことがわかる。一九世紀半ばになると、掘抜き井戸を水源とする公共水道網がヨーロッパ人居住区で敷設され、一九二〇年代以降になると現地人居住区に拡張された。

その一方一九・二〇世紀転換期のマニラは、約三〇〇年にわたる植民地統治を経て白人とフィリピン人の居住空間が未分離な状態に置かれていた。そのため、二つの植民地政府は水道の配管を白人居住地域に限定して敷設できずに、都市全般に普及させる必要があった。また日本などと比較して重要となるのは、都市近郊農業において屎尿が肥料として利用されなかったことである。したがって屎尿は農村へ肥料として運搬されずに都市内部に滞留しやすく、都市化とともに屎尿処理の経済的負担感は高まった。飲み水の汚染も深化させていたため、下水管敷設も植民地統治者にとって喫緊の課題となった。アメリカ植民地権力は、生存基盤を確保するための社会資本を整備しなければならなかったのである。

まず一九〇〇年代初めのアメリカ人官僚は、香港視察を経て桶トイレのシステムを暫定的に導入した。マニラ市から委託された民間業者が、各世帯にトイレとして配置された桶を回収し、屎尿を海洋に投棄したのである。さらに一九一〇年代以降になると、下水管と接続して水洗トイレを使用する家庭が増えた。また上水道の建設は、一九三〇年代まで水源地を郊外に拡大しながら続いた。アメリカ本国から独立したフィリピン財政において、マニラの上下水道の財源は市財政の公債発行によって調達されていた（千葉二〇二二、三〜二六頁）。

一九・二〇世紀転換期、海峡植民地やマレー連合州首都クアラルンプルでも、飲み水や下水が衛生上の課題となっていた。英領マラヤの居住空間は、農村も含めて民族・人種ごとに分節化していたため、住居の衛生の問題では中国人に焦点が当てられ、戸別検査も実

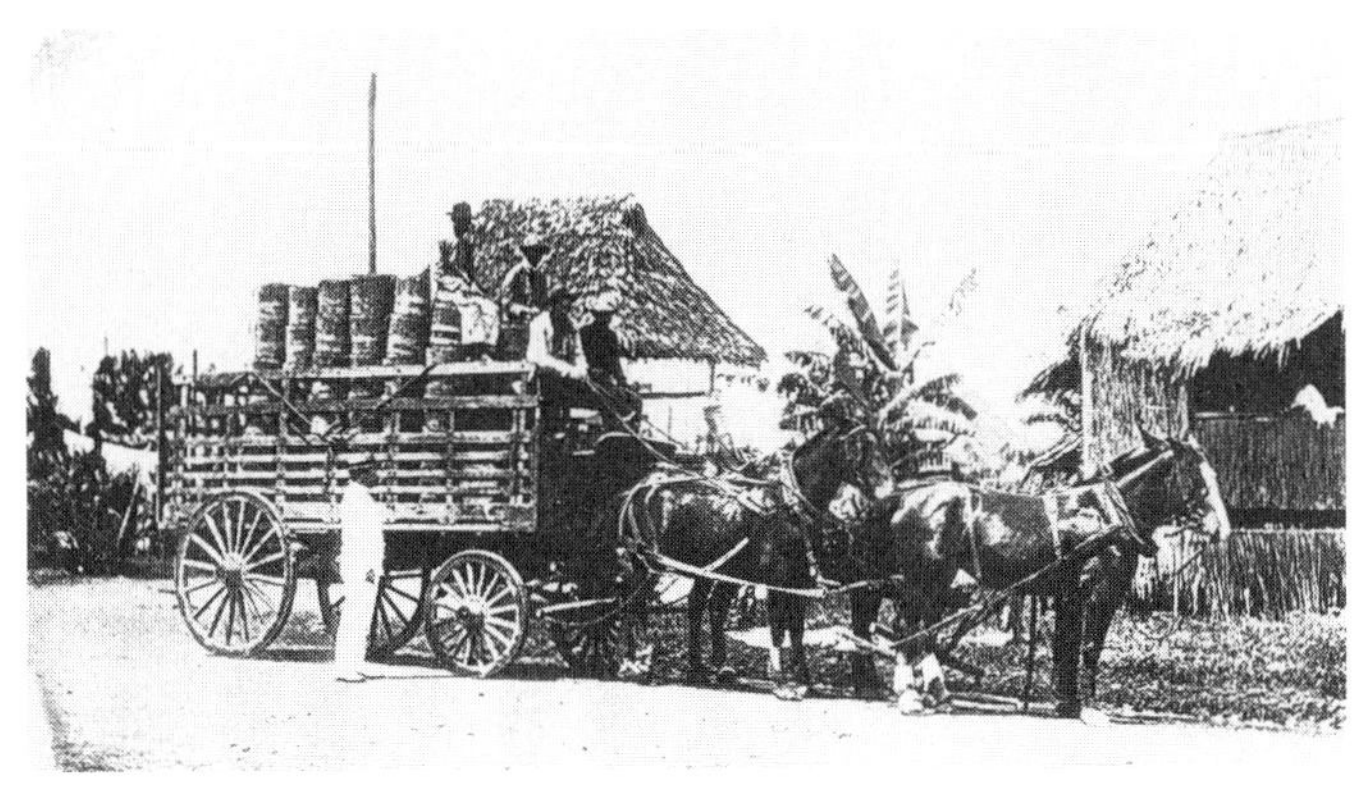

図４　マニラで桶トイレを回収している様子（1903年）
（出所）United States, Bureau of Insular Affairs, *Annual Report of the Philippine Commission, 1903* (Washington: Govt. Printing Office, 1904), pt. 2, ff.168.

施されていた。一九世紀末のクアラルンプルでは、屎尿処理のために排水溝が整備されたほか、桶トイレが各住居に置かれた。市の契約清掃夫が牛車で屎尿の入った桶を回収して、川や海に投棄したほか肥料にも使われた。市衛生局は感染症予防の観点から屎尿を肥料として使うことを認めていなかったが、肥料のための屎尿盗難は頻発していた。二〇世紀初めのシンガポールでも、屎尿処理には排水溝と桶トイレが使われていた。桶トイレを使った屎尿回収は、各家庭と農民との契約に基づいていた。毎朝、農民はクーリーを使用して桶トイレの屎尿を回収し、ココナッツ・野菜栽培の肥料に利用した（L. Manderson, pp.96-126）。

英領マラヤや日本では、屎尿が肥料として使われたために屎尿の都市農村間の循環的流通がみられた。そのことは、都市の衛生環境の悪化を防ぎ、下水処理の経済的負担を軽減することに貢献していた。対照的にマニラでは、公債の発行を通じた資金調達によって下水管の敷設が先進的に実施されることになった。

腺ペストのパンデミック

腺ペストは、中世のヨーロッパだけでなく、近代のアジアにおいても広く流行した。本来はネズミなどげっ歯動物が感染する人獣共通感染症（ヒトとヒト以外の脊椎（せきつい）動物の双方が罹患する感染症）であり、代表的なものとして腺ペストと肺ペストがある。腺ペストは、げっ歯類とそれにたかるノミを媒介して人体に侵入し、ノミの咬み傷から感染する。脇の下、太股付け根内側、首などのリンパ腺に腫脹（しゅちょう）ができ、二〇世紀半ばに抗生物質が発明されるまで、感染すると半分近くの人が死亡した。もう一つは肺ペストで、ペスト菌が肺に到達して増殖して、喀血（かっけつ）などの症状をもたらす。二〇世紀初めに満州で流行した事例が有名であり、人から人へと飛沫感染し、感染するとほぼすべての人が死亡していた。

ヨーロッパでは、東ローマ帝国で六〜八世紀に断続的に流行していたが、その後長く流行は知られていなかった。ヨーロッパで再びペストが流行するようになるのは、有名な「黒死病（こくしびょう）」が発生した一三四七年以降のことである。ヨーロッパで腺ペストが流行するようになった理由として、中国からの伝播説がある。つまりモンゴル帝国の台頭とともに、中国とヨーロッパをつなぐ陸路の交通網が発展して腺ペストが広まったとするものである。その経路上のモンゴル平原に生息するタルバガンなどげっ歯類動物に感染を広めながら、腺ペストはヨーロッパに伝播した（W・H・マクニール、下、九〜七七頁）。

その後ヨーロッパ各地では、数十年間隔で腺ペストが流行し、多くの住民を死に至らしめた。とくに腺ペスト感染に曝されることが多かった地中海では、ヴェネチアなどの主要貿易港で隔離検疫が実施されている。しかし西ヨーロッパでは、一八世紀初頭までに腺ペスト流行は消滅へと向かう。行政によって検疫などの公衆衛生が実施されたこと、木造藁葺き屋根住居から石造り・煉瓦造り住居に変化したことが理由としてある。とくに後者の理由により、人間の生活空間から、ペスト菌の宿主となるクマネズミの生息場所が失われていったことが重要である。

中国から世界各地へ広まるペスト

腺ペストのもっとも新しいパンデミックは、一九世紀末から二〇世紀半ばまで中国を起源に世界中に広まったものである。もともと腺ペストは、中国の雲南省において風土病化していて、そこから広東省などへ伝播し多くの被害者を出した。中国の内陸部から沿岸部に広まった要因には、

ふりがな ご氏名	年齢　　歳　男・女
〒□□□-□□□□ ご住所	電話
ご職業	所属学会等
ご購読 新聞名	ご購読 雑誌名

今後、吉川弘文館の「新刊案内」等をお送りいたします(年に数回を予定)。
ご承諾いただける方は右の□の中に✓をご記入ください。□

注文書

月　日

書名	定価	部数
	円	部
	円	部
	円	部
	円	部
	円	部

配本は、○印を付けた方法にして下さい。

イ.下記書店へ配本して下さい。
(直接書店にお渡し下さい)

(書店・取次帖合印)

書店様へ=書店帖合印を捺印下さい。

ロ.直接送本して下さい。

代金(書籍代+送料・代引手数料)は、お届けの際に現品と引換えにお支払下さい。送料・代引手数料は、1回のお届けごとに500円です(いずれも税込)。

＊お急ぎのご注文には電話、FAXをご利用ください。
電話03―3813―9151(代)
FAX 03―3812―3544

郵便はがき

料金受取人払郵便

本郷局承認

5513

差出有効期間
2024年7月
31日まで

113-8790

東京都文京区本郷7丁目2番8号

吉川弘文館 行

愛読者カード

本書をお買い上げいただきまして、まことにありがとうございました。このハガキを、小社へのご意見またはご注文にご利用下さい。

お買上書名

＊本書に関するご感想、ご批判をお聞かせ下さい。

＊出版を希望するテーマ・執筆者名をお聞かせ下さい。

お買上書店名　区市町　書店

二つの説がある。一つは、中国産アヘン貿易のために漢族が雲南省へ進出したことである。もう一つは、一八六七年にイスラーム教徒反乱鎮圧のため清朝軍隊が雲南省に派遣され、感染した軍隊兵士が沿岸地域に腺ペストを持ち帰ったというものである。いずれにしてもパンデミックは一八九四年の広東省における流行を端緒とし、そこから中国沿岸の各都市、海外へと広まった。広東省広州や香港では、とりわけ貧困層のあいだで感染者が多くなっていた。中国以外では、インドが二〇世紀前半だけで一千万人を超える犠牲者を出している。

日本では、一八九七年の神戸にて最初の腺ペスト患者が確認されている。その後神戸、大阪、横浜の貿易地を中心に、腺ペスト患者・死者が発生している。横浜の場合、感染経路は、インドのボンベイ、香港および台湾から輸入される綿花や米穀とされ、患者の中心は港湾労働者とその家族であった。対策として、横浜税関による検疫強化、横浜市による交通規制、ネズミの駆除および買上げ、建造物の買上げ・焼却、衛生講話会、隔離病院設置などが実施されている。しかし中国や日本では、一九世紀半ばの開港以降、治外法権規定の拡大解釈によって外国船舶の検疫を行う権限が制限されていた。すなわち、不平等条約を締結した欧米政府が検疫主体として想定されていたのである。しかしその後、日本は、一八九九年の治外法権および居留地の撤廃によって検疫権を回収している（飯島二〇〇九、二〇一〇）。

インドネシアのペスト対策

一九・二〇世紀転換期、東南アジアにおけるペスト流行は地域によって違いが生じていた。たとえば、フィリピンの場合、一八九九年のフィリピン・アメリカ戦争以降、アメリカは中国からの腺ペスト流入に警戒して検疫を実施していたが、腺ペスト感染者はその後の植民地統治全般において大きく増えることはなかった。この理由は不明であるが、腺ペストの宿主となるネズミの生態と関連していたのかもしれない。その一方で蘭領東インドでは、中国沿岸地域や台湾よりも遅れて、一九一〇年代以降に腺ペストの流行を経験していた。

蘭領東インドは、中国沿岸での腺ペスト流行以降、検疫に着手しただけでなく衛生教育などの対策をとっていた。腺ペスト患者が発見されるのは、その後しばらくした一九一一年の東部ジャワであった。植民地行政は、感染経路の特定を行ってその経路上にあったと考えられる列車の消毒などを行ったが、流行は終息しなかった。一九一九年以降は中部ジャワ、一九三〇年代は西部ジャワを中心に腺ペストが流行して、延べ約二十二万人が死亡した。また一九二〇年代には、肺ペスト患者も確認されている。以上のように一九一〇年代以降たびたびジャワ島においてペストが流行すると同時に、保健行政の整備が進むことになる。

蘭領東インドのペスト対策には、いくつかの特徴があった。第一に、一九一四年から三〇年代までに住居改築事業が実施され、竹造藁屋根から木造漆喰瓦屋根家屋への改築が進められた。二〇世紀初頭、フィリピンでコレラが流行した際、感染者住居を焼却したアメリカの政策とは対照的だったといえる。第二は、一九二〇年代以降のワクチン開発である。一九三五年以降にワクチンの大々的な投与が行われた後、流行は終息へと向かったが、ワクチンの効果が半年と短かったこと、全住民に普及させるのは難しかったことから、ワクチン事業の継続には問題を抱えていた。このように住民への貸付と併せて、木造漆喰瓦屋根家屋への改築を進める住居政策がペスト対策の中心となっていた（村上、二二五～二四八頁）。

スペイン風邪のパンデミック

一九一八～一九年に世界中で流行したインフルエンザは、日本では「スペイン風邪」と呼ばれた。これをどのようにみるかは、いくつかの見解がある。当時流行したのは新型肺炎とする見方があるが、A型インフルエンザと肺炎が併発して多くの人が死亡したとする見方が有力なようである。インフルエンザのパンデミックは、新しい亜型のA型ウイルスが登場したときに生じやすい。

スペイン風邪のパンデミックの進展は、三つの段階から成っていた。第一波（一九一八年四～七月）は、発生源となったアメリカのカンザス州軍事基地に発する。アメリカ各地だけでなく、第一次世界大戦中のヨーロッパに飛び火した。四月にフランス、五月にスペインで流行している。その後、ドイツ、東ヨーロッパ、アジア太平洋に伝播した。スペイン風邪と呼ばれるようになったのは、第一次世界大戦中のヨーロッパでスペインが発生源であると誤解されていたためである。第二波（一九一八年一〇～一一月）では、第一波のウイルスが突然変異した可能性があり、肺炎と結びつくことで致死性が高いものとなった。八月下旬にフランス西部で発生し、一〇月までに兵士の移動が伝播を促進してヨーロッパ全域に感染が広まった。同時に、感染はアメリカ、南北アメリカ、アジアにも拡大した。最後に第三波（一九一九年二～三月）では、スペイン風邪が世界的に再度流行するに至っている（A・クロスビー二〇〇九）。

全世界における推計死者数は、二五〇〇万人～四〇〇〇万人の規模であった。とくに多くの死者数を出したのは英領インドで、一二五〇万人以上を占める。日本では、三五万人が死亡している。東南アジアでは、蘭領東インドが一五〇万人と多くの死者を出し、フィリピンは七万〜九万五千人であった。またヨーロッパ、北アメリカ、インド、東南アジア、アフリカなどとの間には、致死率（スペイン風邪感染者数に占める死亡者数の割合）の差がみられた。致死率をパーミル（千分率）でみると、ヨーロッパ四・八、アメリカ合衆国五・二、米領フィリピン六・八〜九・二、アフリカ一四・二〜一七・七、蘭領東インド三〇・六七、英領インド四二〜四六となっている。なかでもインドでは、食糧不足が肺炎の併発を促進して、スペイン風邪死亡者数が増加していた（脇村、一一四〜一三四頁）。アジア・アフリカ地域では、スペイン風邪の感染者数および死亡者数の登録漏れがかなりあったと考えられるが、全体として公衆衛生を含む医療体制の整備が致死率の高低に影響していた。全世界において、死亡者が二〇〜四〇歳の年齢層に集中していたことも疫学上の特徴であった。

総じて、軍隊の移動がインフルエンザのパンデミック化を促進していた。つぎの東南アジアの事例でみるように、人の移動を踏まえた有効な対策の実施には情報管理が重要であった。

東南アジアのスペイン風邪

一九一八年六月以降、スペイン風邪は東南アジアに拡散した。第一次世界大戦が進行するなかで、海洋航路、貿易、鉄道、移民労働者が拡散の契機になった。とりわけシンガポールから、着実に英領マラヤ、その外部へと広まっていた。英領マラヤでは、すべての階層および民族に多くの罹患者を出すなかで、とくにインド人労働者の健康被害が顕著であった。同年七月末までには感染は蘭領東インドへと広まり、一〇月の第二波は深刻な被害を与えた。その後フィリピンでは、第一次世界大戦に参加した軍隊の移動が感染拡大の原因となっている。

東南アジア大陸部をみると、一九一八年六月末に英領ビルマのラングーンでスペイン風邪感染者が確認されている。カルカッタからの移民、軍隊および巡礼者の移動が感染を広め、結果的に女性が高い死亡率を記録している。同年七月には、仏領インドシナに感染が及んでいる。上海および香港と航路を結ぶトンキンとコーチシナに伝播したのである。次いでコーチシナからメコン川流域を通じて、ラオスとカンボジアに感染は広まった。同年八月末には、仏領支配下のカンボジア全域で感染者は増加した。最終的に、同年一〇月にスペイン風邪はシャムへと伝播している。

東南アジアにおけるスペイン風邪の感染および死亡に関するデータは、著しく不完全である。診療体制、誤診、登録漏れなどがその理由として考えられる。それでも、既述の蘭領東インド、フィリピン以外では、仏領インドシナ一万三千人、シャム三万人（一九一八年九〜一二月）、英領マラヤ三万五千人、英領ビルマ四〇万人と、それぞれスペイン風邪の死亡者数を記録している。東南アジアでは、蘭領東インドの死亡者数の多さが突出していた。

各政府の対策が十分な効果を上げることができなかったなか、蘭領東インドでは対応の遅さが批判の対象となっていた。蘭領東インドの植民地政府は、一九一八年一一月までインフルエンザ予防のための情報提供を行っていなかった。この遅れは、ヨーロッパで教育を受けたアブドゥル・リヴァイらが民族主義的主張を展開するきっかけとなっていた。また一九一八年一一月には、中部ジャワのクドゥスで中国人の企業が疫病退散を祈願した祭りのスポンサーとなったところ、その祭りをイスラーム教への侮辱ととらえた現地人が中国人およびその住居を襲撃した。パンデミックが、人種および民族対立という形で社会の分断を助長した事例といえる。

日常生活が停滞し、社会不安も生じていた。蘭領東インドでは、店舗、会社、学校が閉鎖された。英領マラヤでは、農園での労働が停止していたことが報告されている。英領ビルマでも田植えと収穫の労働ができなかったため、一九二〇、二一年には米価がより一層高騰する原因となっていた（K. Walker, pp.61-71）。

フィリピンのスペイン風邪

フィリピンにおけるスペイン風邪の第一波は、パンガシナン、イロイロ、アルバイなど人の移動が活発だった港湾地域を中心に広まった。蘭領東インドと同様、第一波では人口のコア地域で深刻な感染を経験し、周辺地域が第二波で影響を受けるのだった。さらに第二波では、軍隊の移動がスペイン風邪を全土に拡散させることになった。全世界の動向と同じように、二〇～三九歳の年齢層でスペイン風邪による死亡者が多くなっていた。

最初に採用された対策は、一九一八年一一月、マニラ周辺の軍事基地およびその周辺の州を検疫地域に指定して、人の移動制限、密集地域の消毒などがなされた。また検疫地域以外でも、予防のための社会的・文化的慣行が奨励され、検査、監督、教育がスペイン風邪対策全体の基調となっていた。軍事基地以外に重点的に対策が取られた社会施設は、刑務所、ハンセン病隔離施設、学校である。とりわけ多くの学校が閉鎖され、学校施設は臨時の病院として使われた。国立フィリピン大学でも、一九一八年度後期の授業登録が中止されて、一時的閉鎖に追い込まれている。

スペイン風邪の予防について、政府による対策は十分な効果を発揮していなかった。保健行政が、インフルエンザの流行はフィリピン内部が発生源であるとして、外部から流入したものとは認識しなかったことに最大の問題があった。つまり、スペイン風邪の対策として検疫を実施することができなかったのである。実際、一九一九年の保健行政内部のマニュアルでは、感染症のコントロールにおいて初動段階での情報と報告が重要であったことを認めている。その一方で、スペイン風邪に関する情報発信は、マスコミ、政府報告を含めて、アメリカ人統治者とフィリピン人の文化的闘争の場となっていた。現地社会では、スペイン風邪のような感染症は細菌学説的に理解されるというよりも、植民地支配やその影響を受けたフィリピン人の社会的分断によって流行が引き起こされたと認識されていた(F. A. Gealogo 2009, pp.261-292)。

こうしたフィリピン人の理解は、民族主義の脈略で把握することができる。この場合の民族主義的抵抗は、アメリカ人官僚が整備していた衛生環境への順応というよりも、生活環境を自分たちの文化的脈略で解釈して秩序化するのを目指す作業だったといってよい。加えて一九二〇年代以降のフィリピンの医療・公衆衛生では、保健行政の担い手のフィリピン人化を背景にして、フィリピン人主導の民族化路線が強まっていくのである。

帝国医療の介入、変容する現地社会

植民地統治と帝国医療

帝国医療とはなにか？

帝国医療は、東南アジアにおいてどのような役割を果たしたのだろうか。一九世紀の東南アジアは、資本主義経済に巻き込まれただけでなく、植民地支配のもとで近代化を進めることになった。とりわけ帝国医療は、近代における科学および医学の発展を背景にして、宗主国が植民地行政を通じて実践したものであった。帝国医療は、支配する側の威信を示しつつ、現地の生態環境および社会経済の再編成を方向づけることを目指している。このように帝国医療は現地社会を支配するための権力装置となったため、そのイニシアティブや受容をめぐって現地社会のさまざまな抵抗や妥協を引き起こすことになったのである。すなわち西洋医学が、植民地支配を正当化する科学として機能して、その文明化作用は支配と被支配の二分法的関係を再生産した。

植民地社会では、ペスト、コレラ、マラリアなどが開発原病の性格を持って流行するなか、公衆衛生や医療が、支配者の健康を守るものから現地社会の秩序を形成・維持するものへと目的を変えて展開した。加えてアジア、アフリカの帝国医療では、熱帯特有の風土病がみられたため、現地の自然や文化との関係で捉える熱帯医学が支配的になった。帝国医療は、検疫など人や物の移動の抑制、現地人の文化批判・教育、ハマダラ蚊など媒介生物の駆除といった自然環境への介入、ワクチン接種や治療を試みるものなど多岐に及んだ。経済開発に積極的だった英領マラヤでは、国家に代わってプランターや鉱山経営者が費用を負担して労働者の健康維持をはかるケースがみられ、資本が帝国医療を補完する役割を果たした。

経路を決める条件

各植民地において、帝国医療の展開を決めるいくつかの条件がある。

第一に、植民地統治の理念・イデオロギーがある。自由主義、市民性、人種主義、白人の責務といった理念・イデオロギーが、実際の医療・公衆衛生政策にどのように反映しているのかをみる必要がある。

第二に、帝国医療の実践において、統治者と現地社会との関係が重要である。とりわけ行政機構および官僚制度の整備は、帝国医療の実践の蓋然性・効率性に関わった。一七世紀には、商館付きのヨーロッパ人医師がシャム、トンキン、アンナンなどの宮廷医として働いていたが、一九世紀末以降になると行政が現地人首長層との人的関係に依存するものから官僚制へと変化していくなかで、領域的な医療衛生政策が実施される傾向が強まった。その一方で現地人の民族主義的抵抗は、医療衛生政策の現地社会への介入および非介入を左右する要因であった。

第三に、経済開発との関連における政策的優先性がある。イギリス植民地では、移民を導入する利害に配慮する必要があったため、資本と協力して労働者の健康管理をはからなければならなかった。

最後に、どの感染症の対策を通じて医療・公衆衛生政策が実施されるかで、帝国医療の内容は大きく異なる。とりわけパンデミックは、医療に関する植民地政策の内容を方向づけた。たとえば、米領フィリピンの帝国医療は植民地統治開始時期に流行したコレラ対策を強く意識した一方、蘭領東インドでは、二〇世紀に入って、医療行政の整備進行後に流行したペストの対策の性格を強くしていた。

しかしながら一九二〇年代以降になると、医療に関して国際連盟などを通じた国際協力が進む。また医療の内容やイニシアティブには、以前よりも民族主義的性格が強く反映されるようになる。したがって、領域的な医療衛生政策を実施する条件が整う一八八〇年代から民族主義が強まる一九二〇年までを帝国医療の時代、一九二〇年代から現代までを民族医療の時代と区分することにしたい。民族医療の時代には、養成されていた現地人西洋医が民族主義の担い手となった。また民族主義や国際保健の展開は、農村に地域医療を拡大するきっかけとなっている。

帝国医療は近代科学か？

スペイン統治下のフィリピンでは、一八七〇年代以降に中央集権化が進むなか、一八八〇年代のコレラ・パンデミックが公衆衛生政策を推進した。一八七一年にはサントトマス大学医学部も設立されて、現地人西洋医養成の条件は整い、近代科学に基づく医学がフィリピンで一気に進展していくかにみえた。しかしながら帝国医療の性格を持つ、スペイン植民地政府推奨の公衆衛生および医療政策は、近世ヨーロッパ医学の影響を残していただけでなく、現地の民間医療にも親和的であった。

たとえばコレラの予防策と治療について、一八八八年出版の『消毒と衛生の手帳』がある。この政府出版物はスペイン本国で推奨されて、フィリピン住民への普及を目指している。

たものである。しなしながらその内容は、近世までのヨーロッパで支配的であったミアズマ説と新たに台頭していた細菌学説の双方に基づいた衛生規律であった。コレラの予防策として、住居への石灰散布、人間と動物の同居を避けるための監視、中国人商店の監視および中国料理の回避、衛生的な水の使用が指摘された。またコレラ予防策以外の生活習慣上の衛生規律として、食べ物やアルコールを過剰摂取しない、野菜は過熱して果物は熟したものを食す、朝夜の突然の冷えを避ける、密閉した空間では通気性を良くすることが挙げられた。このように現地の自然と文化との関係で病気や健康を理解する熱帯医学の特徴がみられたが、感染の広まりを防ぐための消毒はミアズマ説等に基づいて提示され、西洋医が行うべき重要な処置とされた。

また一九世紀末フィリピンにおいて、スペインは薬草を利用した帝国医療を進めていた。当時フィリピンの西洋医療は、カモミールなどの薬草に依存しており現地民間医療との違いは明確ではなかった。一八九〇年代になると、衛生行政のトップにあったB・フランシア執筆の初等教育教科書が現地民間医療を蔑視していたとして、フィリピン人から批判が生じていた。スペイン人とフィリピン人は　医療の正当性をめぐって科学を根拠にして相互に競争を展開したが、帝国医療と現地民間医療を決定的に分けたのは、医学の内容というよりも帝国支配か民族主義かの政治的立場であった（千葉二〇一八a、五～三一頁）。

ベトナムの民間医療と西洋医療

現地民間医療を蔑視して帝国医療の正当性を明確にしていたのは、ほかの東南アジア植民地でも同様であった。ベトナムでは、一九〇二年に仏領インドシナ連邦のポール・ボー総督は、ベトナム人知識人官僚がフランスの文明的価値を体現して行政を展開する協同政策を掲げた。こうしたなか、学術誌、医療報告書、行政文書において現地医療に包括的かつ手短に言及するものとして「中国・ベトナム医療」という用語が使われるようになっていた。それまでは、中国医療は「北薬」、ベトナム医療は「南薬」とされて、両者は差異化されていた。しかしフランスによる西洋医療が新たな参照基準となり、アジアの医療は一括されて「いかさま」、「迷信的」、「魔術」として呼ばれるようになった。その一方で西洋医療は、科学という威信を身にまとって帝国医療の地位を占めることになったのである。

ベトナムでは、医療職の専門化が進む中で、西洋医療に基づく現地人医療従事者が養成されていった。一九一〇年代以降になると、西洋医療において新たな薬剤も提供されるようになったこともあり、中国・ベトナム医療の非科学性を強調し西洋の優越性を謳う考えが強化された。少なくともヨーロッパ側からのまなざしでは、西洋医療と中国・ベトナム医療という二つの医療システムの社会的格差は拡大していた。とくにフランス人とベトナム人の西洋医は、中国・ベトナム医療の薬の有毒性および非有効性を強調するようになった。中傷の対象となったものには、現地の薬剤師と薬商人が含まれていた。

有毒な薬を供給すると中傷された現地民間医療には、監視および管理のためにさまざまな規制が及んだ。しかしその背後では、西洋医療と中国・ベトナム医療が庶民への薬の供給をめぐって競争を展開していた。一九一〇、三〇年代には、ベトナム人は現地民間医療を選好していたため、中国・ベトナム医療従事者や薬商人の数は増大していたのであった。こうして一九三〇年代以降になると、植民地行政は、農村地域を中心としてベトナム医療を西洋医療の補完医療として公認せざるを得なかった。そのことは、ベトナム医療が帝国医療によって包摂されただけでなく、科学的根拠に基づいてベトナム独自の民族医療としての正当性を獲得することを意味した（L. Monnais, pp.61-84）。

シャムの民間医療と西洋医療

一九世紀半ばまでのシャムでは、祈禱師（きとうし）のほか、薬草やマッサージの知識・技能を持つ僧侶が医療を担っていた。病気および健康に関する認識は、古代インドに発祥し生活全般の哲学を内包するアーユルヴェーダ医学に基づくものだった。しかし一九世紀前半までにフランス人をはじめとするキリスト教宣教師が流入し、布教の手段として診療活動を行っていた。既述のD・B・ブラッドリーの場合、一九世紀前半の医療活動において、マラリアと考えられる間欠性熱病の病因は植物から発する毒性のミアズマであるとしていた。シャム社会における病気の認識において台頭した西洋医学は、細菌学説ではなくミアズマ説であったのである。一九世紀半ばから近代化を進めるシャム王室もまた、ミアズマ説に基づき公衆衛生政策を進めた。シャム王室が細菌学説を積極的に採用するようになるのは二〇世紀前半のことであり、公衆衛生が行政制度を通じて地方社会にまで普及し始める時期と対応していた。

シャムは植民地支配を受けなかったが、西洋医療を導入してそれに社会的威信を付与するという意味では帝国医療と同様であった。タイ人歴史家のD・プワクソムは、二〇世紀前半、細菌学説のような西洋医学や人口概念が流入して、現地人が科学的に管理されて経済的に効率的な労働を行いうることが目指されたとする。それは同時に住民を規律化し、国民国家を生み出す過程でもあった。シャムでも、王室主導で導入された西洋医療が統治手段として機能するようになったのである（D. Puaksom, pp.311-344）。

スペイン領フィリピンの医療政策

フィリピンは、東南アジアのなかでも植民地権力による医療・公衆衛生政策が最も早くから展開した地域であった。それを可能にしたのは、約三〇〇年間にわたる植民地統治における行政機構の整備と、スペインによる独自の植民地統治にあった。香辛料獲得を目指してフィリピンに到達したスペイン帝国であったが、国家権力を神の代理とする政治神学に基づいて、教会のための物資的・軍事的支援と布教を義務としてフィリピンが統治された。また教会と国家の緊張関係は、地域社会において教区司祭が独立した権力を握って帝国の代理人となることを認めた。近世ヨーロッパでは救貧と医療の事業は分かちがたく結びついていたが、フィリピンでも同様の価値観を反映して、植民地化すると間もなく施療院（せりょういん）などが設立されていた。スペイン統治下のフィリピンでは、敬神（けいしん）事業と慈善事業を推進する修道会が医療に関する事業を展開する一方、植民地行政は、一九世紀末までにマニラで貧困層向け無償医療を開始した。

一九世紀初めまでの東南アジアは天然痘やコレラの流行も経験し、その対策も実施されたが、本格的な帝国医療の展開は一九世紀後半を待たなければならなかった。フィリピンでも一九世紀前半から天然痘対策などは進んでいたが、一八八〇年代以降にコレラ流行をきっかけとして公衆衛生政策が展開し、スペイン植民地政府のコレラ対策は、海港検疫と国内衛生行政それぞれにおいて進んだ。海港検疫体制は一八五〇年代以降漸次的に整備されていた一方で、国内衛生行政は、コレラが流行した一八八〇年代に中央集権的行政の進展を反映して実施されていくことになる。しかしながらミアズマ説がいまだ根強く存続するなかで、コレラに対する国内衛生行政は十分な効果を示しえず、実際の対応では教区司祭の支配する地方社会の裁量が大きいものであった（千葉二〇一五、二五〜四七頁）。

海港検疫とスールー王国

フィリピンでは、一八三四年のマニラ開港に続いて、一八五五年にイロイロ、スアル、サンボアンガ三港、一八六〇年にセブ港が相次いで開港していた。海港検疫管理局は、一八八三年にマニラ港で、一八八六年にイロイロ、セブ、サンボアンガ各港で行政組織を設立して業務を遂行した。海港検疫管理局が長距離船を対象にして検疫を実施した結果、合格すれば健康証明書が発行された。一八九一年の時点で、船舶を巡回する医師検査を担うために、マニラ港では五名、その他三港ではそれぞれ二名の医師スタッフが常駐していた。

一九世紀半ばには、スールー諸島のイスラーム教徒による海賊行為は消滅して、フィリピン各地では、輸出作物の生産が増加すると同時に米など生活必需品への需要が拡大していた。欧米商館や中国人商人を担い手として、マニラを含むフィリピン各地と結ぶ商業が発展したのである。他方イギリス人をはじめとする欧米商人は、中国との貿易品を求めてスールー諸島に関心を向けていた。スールー諸島は、アジアの多くの港湾と貿易してさまざまな方面から感染症が流入する可能性を持っていたと同時に、スペインにとって貿易統制の及ばない地域であった。実質的な植民地統治が及んでいなかったために、スールー諸島における貿易管理が難しかったためである。こうしてフィリピンでは、スールー諸島のホロ島方面との取引および交通が規制の対象となった。

一八八一年には、スペインは、ホロ島のスルタンとも協力してミンダナオ島に入港する外国船を警備する事態となっていた。しかし翌年には、ホロ島やミンダナオ島サンボアンガ周辺でコレラが発生していた。こうして一八八二年六月に港湾委員会は、衛生に関する行政令を発して海岸沿いのすべての町で厳格な監視体制を実施するとした。それによると、ホロ島を出港した船舶の入港だけでなく、ホロ島からの物品や人の上陸を認めないように海岸地域の町長に命じている。そのため船舶は、入港の際、町長や沿岸監視官などによって発行された文書で出港地を示す必要があり、それがなければ入港は認められなかった。一八八八〜八九年のコレラ流行でも、ミンダナオ島サンボアンガからマニラ港に入港する船舶が警戒されている。こうした一連の政策は、実質的な統治が及んでいなかったイスラーム教徒との政治的妥協・対立の反映でもあったとみることができる。

その一方で、ヨーロッパ方面との取引では、紅海ルートを懸念する国際衛生会議の動向を背景にして、一八七〇年代までにはバルセロナやマルセイユの検疫体制を踏まえながら、スエズ運河を通過する船舶を警戒してコレラ流入に備えていた。また一八七七年、中国のアモイからマニラに入港したあるイギリス船の事例では、アモイのスペイン領事が健康証明書を発行することで、マニラへの入港は許可されていた。ある健康証明書の事例では、中国人のあいだでコレラが流行していること、ヨーロッパ人船員に何人かのコレラ感染者がいることが記載されていた。中国沿岸でコレラが流行した一八八八年には、香港方面からの船舶の入港が警戒されていたが、フィリピンでは翌年にかけて深刻なコレラ流行をみることになった（千葉二〇一五、三〇～三二頁）。

マニラの国内衛生行政

国内衛生行政の近代化は、コレラ流行を通じて徐々に進んだ。コレラが流行した一八八二年、フィリピン最高衛生諮問会議が、王国衛生諮問会議のフィリピンにおける代理機関として設立された。その後一八八四年の勅令（ちょくれい）により、マニラおよび郊外では区医が貧困層向けの無償の救済および診療を開始して、一八八五年には一六の地区に配置される。またスペイン本国に倣い、公医の制度が一八七六年に各州に創設されていた。各州で衛生行政を担うと同時に、地方社会への西洋医療の浸透をはかることになったのである。こうした一連の改革を受けて、一八八八年には、民政局内の保健福祉部が、フィリピン最高衛生諮問会議や中央種痘会議、海港検疫管理局、公医、公助産師を行政的に一括して管轄することになった。

ここで、一八八二年のコレラ流行時における現地社会の対応をみることにしよう。この時には、サントトマス大学の病院などにコレラ患者を収容したほか、患者の在宅看護も植民地政府の容認するところだった。行政の対応が不十分だったためか、ボランティア活動を行う民間人もコレラ対応の重要な担い手だった。現在のリサール州に当たるマニラ近郊地域では、ある地方有力者がコレラ感染者の住居を訪問して自費で薬を提供したほか、感染者住居の燻蒸消毒を行っていた。その人物は、死体安置所となった郊外の臨時病院に無償で消毒のための石灰も提供し、植民地政府から勲章を授与している。

マニラ郊外のある町の事例では、スペイン人教区司祭が地域社会の衛生管理、とりわけ食品売買、売春、隔離施設設立に関与していた。そのほか住民の精神衛生のために、音楽演奏を推奨したという。また衛生委員会が組織され、コレラ感染者に適切な処置を早急に与えることとされた。しかし役人とともに大勢で感染者住居に入るのは極力回避されて、親族が看護を行うとしていた。礼拝堂に遺体が安置されるときにはどんな冒とくも無いよう注意され、遺体をいつでも墓地に運ぶことができるようにしておく必要があった。

このようにマニラ近郊の事例では、コレラへの対応は地域社会の裁量に任されていた。しかも患者や死者の取り扱いは、生物医学的見地からというよりも、宗教上の倫理や親族関係に配慮したもので現地社会の死生観と親和的であった。一八八二年一二月にマニラ州でコレラ終結宣言が出された際には、政府主導で神に感謝する荘厳な祈りが、中心部公園で歌われるのであった。

当時、スペイン人医師によるコレラの治療方法は、ココナッツから抽出されたマヌンガルオイルの服用のほか、アルコール、キニーネの使用が推奨されていた。マヌンガルオイルは、もともと現地民間医療において使用されていた下剤で、スペイン人と現地の医療の親和的関係を示すものであった。それでも一八九〇年代には生物医学および化学研究を進めるマニラ市研究所が設立され、その研究施設はアメリカ統治下にも継承されて利用されている（千葉二〇一五、三〇〜三五頁）。

スペイン統治下、フィリピン人の病気や死は宗教的に解釈され、健康は家族などの私的空間で対処するべき傾向にあったのに対して、アメリカ統治下では公共空間における監視の対象として管理される性格を強めるようになる。二〇世紀前半のフィリピンは、アメリカ人医官が公衆衛生行政に取り組むなかで、病院施設とも提携しながら医学研究を進め、現地人西洋医の養成にも積極的であった。こうしたアメリカの公衆衛生政策の起点は、一八九九年に勃発するフィリピン・アメリカ戦争に求めることができる。

フィリピン・アメリカ戦争の公衆衛生

フィリピン・アメリカ戦争の最中、ふたたびコレラが流行していた。一九〇二年三月二〇日にマニラ市内病院にてコレラ発生が確認されてから、コレラ終息宣言が出される一九〇四年四月二七日まで、コレラ感染者はフィリピン全体で一六万六二五二人、同死者は一〇万九四六一人にものぼった。一九〇三年センサスにおけるフィリピンの人口は七六三万五四二六人であったから、コレラ感染者は人口全体の二・二％、同死亡者は一・四％に上った。当時マニラを取り囲む中部・南西部ルソンでは、戦乱や経済的困窮の状態においてコレラに加えてマラリアも流行した。戦争および口蹄疫（こうていえき）による水牛の減少や耕作地の放棄を理由にして、媒介生物となるハマダラ蚊が増殖したと同時に、住民の栄養状態の悪化もマラリア感染を深刻にすることとなった。

フィリピン衛生委員会は、一九〇一年七月に軍医を委員長として設立されていた。同委員会は、マニラおよびフィリピンの衛生関連諸法草案の作成のほか、公衆衛生の監視、人口統計の作成、病理学や防疫の研究を任務としていた。法律草案作成を通して、科学的医療の普及、強制的種痘の実施、反ハンセン病キャンペーン、アルコール規制などを目指した。また戦争中には、軍医が主導する監視組織が各地で形成された。コレラ発生直後、フィリピン司令部は流行拡大を防ぐためにすべての軍医に協力を要請して、軍医は各町で衛生委員会を組織して、衛生に関する監視と指示を行うとした。飲料水や食料の管理、排泄物やゴミの処理に特別の注意を払い、各町には隔離キャンプが設営された。コレラが発生した場合は、軍医は衛生業務を実施するために駐屯地司令官を指揮下に置いた。コレラ感染者は隔離キャンプに送られるか住居に留まらねばならず、後者の場合、回復するか死亡するまで監視下に置かれている。コレラ感染者の住居が竹造藁屋根家屋の場合は燃やされ、木材の住居は注意深く消毒された。

コレラ患者を発見するために、マニラでは戸別検査、農村では強制集村政策が実施されていた。強制集村政策は、アメリカ軍がゲリラへの食糧供給をはじめとする援助を断つために、住民を町中心部の特定区域内に強制的に集住させて監視対象としたものであった。次いでフィリピン衛生委員会は、一九〇四年までに町や村でのコレラ監視のためにいくつかの対策を挙げていた。下痢につながる飲食物の摂取を控えること、下痢になったら医師の治療を受けること、トイレやゴミなど不衛生な家屋を改善することである。こうしてフィリピン人の生活は、国家管理の対象となっていった（千葉二〇一五、三五～四七頁）。

アメリカ公衆衛生政策の展開

一九〇五年以降、マニラにおける公衆衛生政策は暴力的なものから衛生教育などを取り込んだものへと転換していたが、法的規制に基づく厳格な取り締まりは継続していた。同時に中央政府における衛生行政組織の改編に伴って、衛生行政は衛生局に一元化された。そのトップの衛生局長にはV・G・ハイサーが一九一五年まで着任して、強大な権力を保持した。ハイサーが衛生局長に着任していた時期には、軍隊に代わって警察権力が戸別検査の担い手となり、法的規制とあわせてマニラ住民の監視機能が強化された。

ハイサーは、アメリカ本国ではマニラのコレラ制圧で名声を博して英雄視された人物である。一九〇五年にコレラが流行した際には、ハイサーが陣頭指揮をとって教育キャンペーンを展開していた。衛生局の事業目的を「現地住民が享受する幸福の増大に寄与し、人々の生産力を向上させて国富増大に貢献する」として、その社会医学的特徴を示した。またフィリピンの公衆衛生について、ハイサーにおける人種主義的立場をよく示すのは、一九一〇年にバギオで開催された極東熱帯医学会議での報告である。そこにはフィリピン人の身体を強化するという人種主義的発想を抱き、その背後にアメリカの植民地支配における使命感、すなわちアメリカの高度な文明を広めるという揺るぎない信念が存在していた。こうしてハイサーは、フィリピンの社会秩序を変えるという一貫した意志を貫いた。

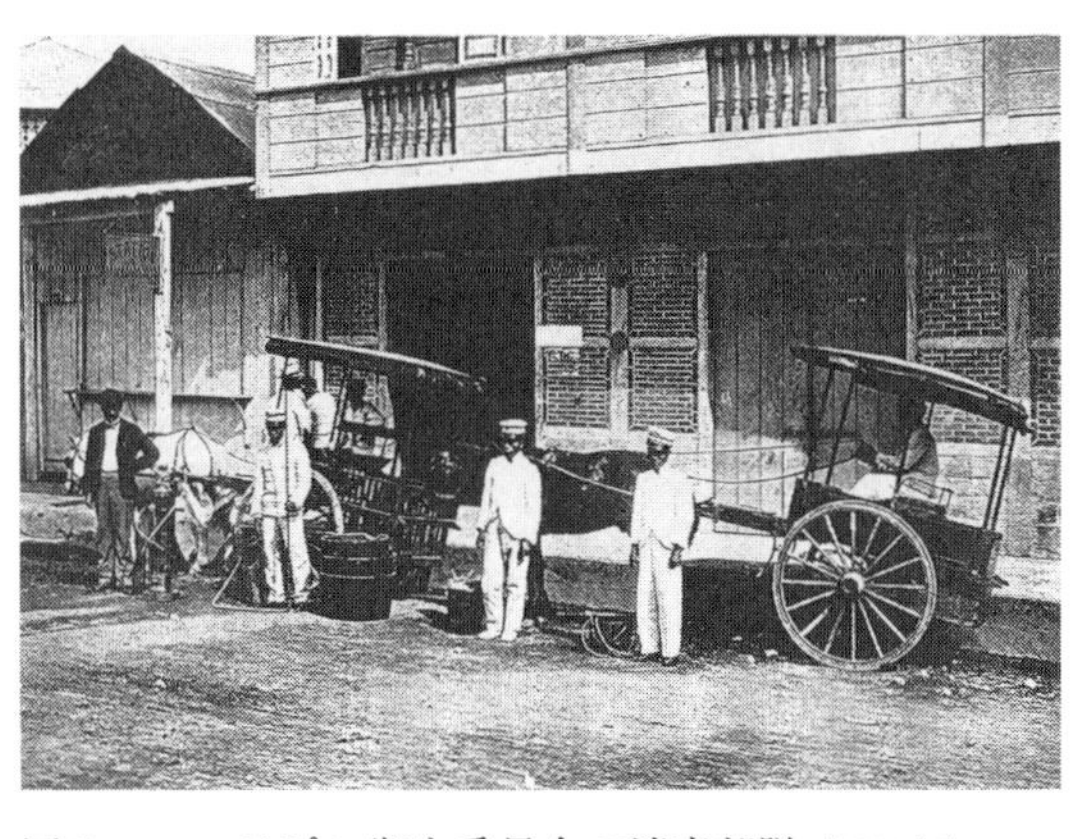

図5　フィリピン衛生委員会の消毒部隊（1904年）
（出所）United States, Bureau of Insular Affairs, *Annual Report of the Philippine Commission, 1904* (Washington: Govt. Printing Office, 1905), pt. 2, ff.16.

国家による住民の私的空間への介入と強制的浄化は、フィリピン人の抵抗を伴って進んだ。フィリピン・アメリカ戦争時の戸別検査は戦争後も継続することになり、マニラの七つの衛生区は警察管轄区と重複して、衛生検査官の指揮のもと、現地人衛生検査官補佐、現地人検査作業員、現地人衛生警察によって実施されたのである（千葉二〇一八b、六七〜八九頁）。

仏領インドシナの帝国医療

仏領インドシナもまた、帝国医療を積極的に進めようとした地域であった。仏領インドシナでは、一九〇五年に西洋医療に基づき現地人の医療ニーズを満たすための公的保健システム、すなわち現地医療扶助制度が設立された。医療サービスを提供する対象者はおもに官僚に限定されていたが、現地社会の文明化を促進する意図を持っていた。その政策的優先性は衛生教育ならびに風土病・感染症の集団予防にあり、併せて医療施設のネットワークを広範囲にわたって展開することとしていた。祈禱師などの民間医療は医療サービスの効果的供給にとって障害として認識され、西洋医療の優越性、医療の専門主義が強まった。一九〇二年には、現地医療扶助制度の施設で働く現地人西洋医助手を養成するため、インドシナ医学校がハノイに設立されている。

さきにみたように、二〇世紀に入ると中国・ベトナム医療によって供給される薬の有毒性が疑われたため、薬の検査・認可体制が敷かれた。まず一九〇八年には、薬のすべての製造・販売において毎年検査を行うことを定めた法律が施行されている。次いで一九一六年には、中国・ベトナム医療の薬剤師の資格化が図られ、薬の処方には規制が課された。その後、薬商人にも薬の取り扱いの規制が及んでいる。しかし現地社会における民間医療の人気は一向に衰えをみせなかったため、一九二〇年代以降になると、同医療はベトナム独自のものとして植民地政府によって再評価されるようになった（L. Monnais, pp.61-84)。

ハノイの感染症対策

フランスが導入した現地医療扶助制度は、感染症の集団予防を目的の一つとしていたが、そのシナリオ通りとはならなかった。二〇世紀以降、直轄都市のハノイでは腺ペストとコレラがたびたび流行するなかで、フィリピンの暴力的コレラ対策に類似した、現地社会への介入的医療政策がみられた。それには、一九世紀末までのハノイが人種ごとに居住地域を棲み分ける空間、すなわち都市の二重構造を形成していたことも影響していた。一九〇二年に腺ペストが流行した際には、ハノイ市政府は、警察とも協力してベトナム人首長に腺ペスト患者を申告するよう義務づけるなどした。しかし現地人が西洋医に不信感を持っていたことに加えて、行政による消毒などの措置をめぐり対立した。一九〇六年の腺ペスト流行では、患者家族の隔離、患者住居の焼却もなされた。腺ペスト対策について現地人首長と警察局長との会議が開かれはしたが、大規模な暴動も発生していた。

その後ハノイでは、一九一〇年にコレラが流行している。このときトンキン保護領では、一万五四七三人のコレラによる死亡が記録されている。とくにベトナム人の間でコレラの死者が多くみられたため、フランス人医師は、その原因を衛生的規律の欠如に求めた。しかしながら行政による死体の処理の規制に反発した住民は、秘密裡に埋葬を行い行政の監視をくぐり抜けた。その後も一九三〇年代まで、ハノイおよびトンキンでコレラは断続的に流行した。植民地政府の中央衛生会議は、その解決策をサイゴンのパストゥール研究所で製造したコレラワクチンに求めたが、それが現地人に普及するかどうかが大きな問題であった。一九二七年のトンキンでは、ベトナム人協力者、武装警察、軍隊の支援を受けて、フランス人医師は、一二〇万人を対象にワクチン接種を行った。一九二七年一〇月～一九二八年六月の期間、ハノイのベトナム人居住地域がワクチン接種のターゲットとなり、ハノイの人口一二万六一三七人のうち五万八八〇人がワクチン接種を受ける結果となった。次にコレラが流行した一九三七年の秋には、ハノイの砂州にあった、人口二万五千人程度の「非衛生的」とみなされた集落が強制ワクチンの対象となった。白人医師、官吏、ベトナム人軍隊が夜明け前に集結して実施したが、ワクチン接種は地域人口の六〇%程度にとどまっていた。

以上から明らかになるのは、二〇世紀初めに設立された現地医療扶助制度は、公衆衛生のためには十分に機能していなかったことである。強制ワクチンの実施では、現地社会の首長層の協力を取り付けることが必要だった。ベトナムは、コーチシナが直轄領、アンナンが保護国、トンキンが保護領とされていたが、全体として公衆衛生を効果的に実施するためには現地人の行政機構に依存しなければならなかったことが背景にあった。加えて、現地社会はフランスの帝国医療と価値観を異にした民間医療に依存していたことが重要である（M. G. Vann, pp.159-170）。

英領マラヤの経済開発と帝国医療

マレー半島では、一七八八年にイギリスがペナンを領有して以降、海軍基地と貿易拠点の設立に伴い、植民地官吏、軍隊、白人民間人向けに、船医と軍医を担い手とする医療が供給された。保健行政は、概して英領マラヤのなかでも海峡植民地に集中していた。一八二六年の海峡植民地の統合とともに、医務総監を頂点とする医療行政組織が誕生し、一九世紀前半のあいだに軍事病院と救貧院が設立されている。また一八七四年にマレー連合州が設立されているが、一九一一年まで公衆衛生と医療サービスは州単位で供給されていた。各州における医療サービスは都市部のヨーロッパ人向けのものであったが、二〇世紀に入ると、移民労働力の増加とともに鉱山やプランテーションなど農村労働力の健康を対象とするものとなっていく。

一九世紀末、医学者による健康と病気に関する解釈はミアズマ説から生物医学に基づく理解へ移行したが、病気の原因や分布の分析には気候や地理を考慮し、暑さや湿気への対応には人種ごとに違いがあるとしていた。こうして病気への予防的措置として、科学的医療と社会慣習を結び付けて生活改善をはかる考えがみられた。

一九〇四～三四年、海峡植民地の主な死因は、マラリア、結核、脚気であり、マレー連合州、マレー非連合州も同様の傾向だったようである。劣悪な住居や水利環境のもとにおかれた労働者にとって、赤痢や下痢も主な死因となった。民族・人種、ジェンダーごとに産業および住居が棲み分けられ、感染症の罹患・死亡などの疫学的特徴だけでなく、医療の展開にも反映した。すでに一九世紀半ばには、マレー人やインド人のほか、中国人向けの医療組織も設立されていた。錫（すず）鉱山に流入した中国人労働者の場合、同郷や同族ごとの組織が、徴税などを財源にして独自の病院を組織した。総じて一九世紀後半から、政府系病院に加えて、小規模な民間病院が設立されるようになっている。一九・二〇世紀転換期までには、植民地政府も現地における多民族的な医療の実践に寛容性を示した。なぜならそのことが保健と福祉に関する政府の責任を軽減したためであり、次いでプランテーションなどの経営者も国家に代わって労働者の健康に関する費用を負担していった。労働者の健康は、経済開発の成果にも影響する。そのため一九二〇年代以降の英領マラヤでは、訪問医療、診療所設立を通じて地方への医療サービスが拡大した。しかしながら、とりわけイギリス支配の影響が弱かった非連合州のマレー人の場合、病院医療への抵抗が顕著であった（L. Manderson, pp.66-95）。

英領ビルマの種痘と移民

一九世紀末、英領インドの一部となったビルマ州は、イギリスによる移民衛生管理を通じて、のちに国民国家となる領域的凝集性を強めていた。とりわけ州立法による移民への海港強制種痘の導入では、ラングーン港が国境的性格を帯びている。その背景にはラングーンにおけるインド人労働者住民の公衆衛生上の問題があり、イギリス人行政官からは人種的・文化的要因と関連づけて把握された。

一九世紀末のビルマでは、植民地政府がインドから安価な労働力の導入を進めていたため、コレラ風土病地域のベンガル地方やその南のオリッサからインド人がそれぞれ陸路と海路で流入した。ベンガル湾の蒸気船交通も発達してインド人移民が増大すると、男子出稼ぎ労働者は都市において精米、製材、港湾労働などの分野に就業した。カンガーニもしくはメイストリと呼ばれた商業的徴募人が労働者の交通、生活、職場監督まで請け負う年季契約制が主流であったため、インド人労働者は劣悪な福利厚生のもとにおかれていた。

こうしたなか、インド植民地政府が一八八〇年に制定した種痘法は、ビルマ州にも適用された。この政策は幼児を対象にしていたため、ラングーン市域内では、成人インド人移民が流入する現実を前に効果のあがらないものだった。しかし一九〇九年に種痘法が改正されて、ビルマ州における労働力確保と矛盾しない衛生管理の方法として、海港における強制種痘が考え出された。海港検疫監督官が、労働者とみなした者を対象に天然痘の免疫の有無を検査し、免疫を有しない場合は種痘が強制されるというものだった。

時限立法であった同法は一九一八年以降永続化され、天然痘以外の感染症に対する予防措置としても機能することになった。しかし、その後の海港種痘の実施には紆余曲折があった。一九一〇年代後半、海港強制種痘にはインド人中間層からの反発が生じて、ビルマ州政庁は、対象をインド人のなかでも労働者に限定する方針を取らせたが、最終的には一九二八年の法改正によって、すべてのインド人移民が種痘の対象になっている（長田、一〇〇～一二三四頁）。

下ビルマデルタ地帯での水田開発やイギリスによる自由貿易化などを背景に、インド人移民も大規模に導入されたために海港での種痘や検疫が実施されていたが、行政制度を通じた国内衛生政策では消極的な対応がみられた。

英領ビルマのコレラと移民

ビルマは、植民地化以前からコレラの健康被害が大きかった地域であった。植民地化後もコレラによる健康被害は継続して、一八七六〜一九三一年のビルマ州全体の人口が六〇〇万から一〇〇〇万人規模に増加するなか、年平均四三〇〇人以上ものコレラ死者数を記録した。そのなかでも顕著だったのは、インド人移民労働者のコレラによる死亡だった。インド人労働者はコレラ感染を広める媒介役だっただけでなく、その犠牲者でもあったのである。コレラの検疫に関して、二〇世紀初めまで海路でインド人労働者が流入するラングーン港では、コレラ感染者の確認された船に限定して検疫が実施されるようになっていた。さらに一九〇五年に腺ペストが流行すると、罹患者の隔離、ねずみの駆除、ワクチン接種のほか、船舶の検疫が強化されたが、ベンガルのチッタゴンから陸路で流入する移民には無策だった。

二〇世紀に入ってコレラ対策は確実に進んではいたが、当初は予防的であるというよりも事後対処的だった。国内公衆衛生政策の内容は、一九一八年まで道路・鉄道における移動制限、水源の封鎖、コレラ患者隔離キャンプの設置などに限定されていた。大衆向けコレラワクチンなどの政策が導入されたのは、一九二〇年代に入ってからのことであった。また中長期的に財源不足の問題が存在していたため、上下水道など公衆衛生環境の整備は遅れていた。たとえば、ビルマ中部の都市ピェーでは、一八九九年以降に排水や上水道が整備されるようになっていたが、イラワジ川取水地域の水はよどみがちで、ろ過システムがうまく機能しないなどの問題を抱えていた（J. L. Richell, pp.170-189）。

蘭領東インドの感染症と医療

すでに一七世紀において、現在のインドネシアにあったバンテン王国やマタラム王国の王室は、ヨーロッパ人医師の治療を受けるようになっていた。しかしより本格的な医療政策は、一九世紀以降のオランダ領で展開していた。医療行政は整備されていなかったが、一八一九年のマカッサル、一八二〇年のマドゥラでは、オランダ人医師によって説得されたスルタンや首長の協力を得て種痘が実施されていた。一八一七年の西部ジャワのブリアンガン地方でも五七〇〇人ほどが種痘を受け、一八二〇年には、ジャワ全体で種痘を受けた者は約八万人に達していた。種痘接種者は増加していたが、むしろ種痘には住民が反発する事例が多かった。

一九世紀には、マラリアの健康被害も増大していた。沿岸や低湿地で頻発していたマラリアが、内陸部の山岳地域でも確認されるようになった。一八五三年、西部ジャワのチェリボン州では、州政府の調査によってマラリアと思われる「熱病」患者は全人口の約六％にも及んだとされている。その六割はヨーロッパ人医師の治療を、四割はドゥクン（ほとんどが女性）と呼ばれる民間医療医師の治療を受けていた。ヨーロッパ人医師の診療を受ける割合が大きかった理由には、解熱剤となるキニーネの使用にあったようである。キニーネは、一八世紀半ばにオランダ人よって南米大陸からインドネシア地域に持ち込まれていた（大木、二一八〜二三八頁）。

ペスト対策を通じた帝国医療

一九世紀初めの蘭領東インドでは、軍人のための医療制度の強化が進められていた。イギリスによる一時的占領を経た一八二〇年、オランダは、軍医務局のほかに市民医務局を設けたが、軍医務局との活動の区分は不明瞭であった。また同時に設立された種痘局は、すぐに地方行政の管轄に移行していた。蘭領東インド中央政府による公衆衛生政策は、医療行政組織が整備される二〇世紀初めを待たなければならなかったのである。

一九一一年、蘭印医師連合の要望を受けて、市民医務局は軍から分離される。一九一四年には、市民医務局はペスト対策局を分離して、ペストの一元的政策を実施しようとした。その後も中央政府は、住民の健康の監督、研究の推進、感染症対策といった公衆衛生の役割を担うようになり、医療サービスは地方政府と民間組織の責任とされた。

ペスト対策を含む公衆衛生政策を実施するには、オランダ人内務官僚および現地人首長層・官吏の協力は不可欠であった。しかしながら、強制栽培制度、次いで民間人によるプランテーション制度を経て、オランダ人内務官僚は、保健よりも農業や土木事業などの経済開発に関心を向けがちであった。

それでもペスト対策の中心であった住居改築事業が地方ごとに柔軟に策定する方式に変更されて、内務官僚が公衆衛生に深くかかわるようになった。しかしオランダ人内務官僚の公衆衛生への協力は、同政策の現地社会における受け入れを意味しなかった。ペスト対策では、患者特定のための脾臓穿刺（ひぞうせんし）や住居改築に関わる貸付返済が住民の反発を招いた。とくに脾臓穿刺は、イスラーム教が遺骸を傷つけることを禁止していたことから、各地で抵抗運動を生じさせるものであった（村上、二二五～二四八頁）。

以上のように、ペスト対策を中心にした公衆衛生が実施可能だったのは、オランダ人内務官僚を巻き込んだ医療行政制度の整備と無縁ではない。その一方でペスト対策への抵抗は、民族運動の台頭を示唆するものでもあった。

シャム王室による西洋医療の導入

一九世紀半ばのシャムにおいて、イギリスとバウリング条約を締結したモンクット王は、現地人の欧米留学や欧米人官僚の受け入れを進めて、シャムにおける公衆衛生政策を開始している。代表的な政策として、欧米人のミアズマ説の影響を受けて、河川や運河の清掃を実施したことがある。その王位を継承したチュラロンコン王はシャム社会の近代化を加速化して、医療・公衆衛生に関する一連の改革を実施している。

チュラロンコン王は、一八八八年に行政組織に医務局を置いたことを端緒に、一八九七年には衛生局を設立している。さらにシリラート病院をつくっただけでなく、一八九〇年には王立医学校を設立して西洋医も養成した。一八九四年には、香港からのペスト流入を防ぐために海港検疫を実施している。

公衆衛生行政を本格的に進めるきっかけとなったのは、一九〇四年のバンコクにおける腺ペスト流行であり、罹患・死亡の監視と報告が重視された。地方社会で公衆衛生行政が進むのは、一九〇七年の地方衛生法公布以降である。地方社会にも衛生委員会および衛生区が設立されて、中央政府の統制が地方へと及んだ。同時にシャムにおける小人口および高死亡率が政策的課題となり、人口動態統計が整備されて医療・公衆衛生に関する政策的根拠とされるようになった。

一九三二年には、留学経験者の官僚や軍人を中心とする人民党が立憲革命を起こし、シャムは絶対王政から立憲君主政に移行した。この結果、地方社会の公衆衛生および精神疾患が、医療の新たな課題として認識された。町が公衆衛生実施の基本的単位となり、一九三四年には各町に町衛生官が置かれている（D. Puaksom, pp.311-344）。

人種・経済開発・ジェンダー

フィリピン人の身体を測定する

本来どの植民地統治も人種主義的性格を伴うものであるが、フィリピンにおけるアメリカ植民地統治でのその性格は特徴的であった。一九〇二年のコレラ流行では、アメリカ人医官によって、人種主義的観点から白人の熱帯環境への適応やフィリピン人の社会慣習が理解されることになった。同年九月、公衆衛生監督官だったE・カーター軍医は、フィリピンにおける死亡率に影響する重要な要因として住民の不衛生な慣行を挙げた。これらの慣行は、人種と低い文明水準のほか、排泄物処理施設の欠如といった環境的条件に依存するとした。またフィリピン行政局長だったW・S・ウォッシュバーン医師は、フィリピン人の死亡率が人種間で最も高い一方，熱帯で白人が健康を維持できるのは，病原体の流入を防ぐために個人・家庭・公共で衛生原則を守っているからであるとしている。

アメリカの人種主義的フィリピン統治は，一九〇四年のセントルイス万博で展示された「フィリピン村」によく反映されていた。キリスト教徒から山岳地域住民まで，フィリピン人の諸種族の人間自体が進化論的に序列化して示された。ただし山岳地域住民など一部種族は，一八八七年にマドリードで開催されたフィリピン博覧会でも展示されている。

この背景では，フィリピン最大のビリビッド刑務所において，万博の展示のために種族ごとの身体的特徴を捉えた写真撮影が行われていた。また一九〇四〜〇六年にかけて，植民地政府科学局によってビリビッド刑務所で死亡した「純血の」フィリピン人男性の脳の重さ・大きさを測定する調査がなされた。目的は，フィリピン人を対象に，植民地で教育を受ける能力・倫理および精神疾患の人種的特徴を調査することであった。調査に当たって，病理学者M・ヘルゾグは，フィリピン人は西洋文明に慣れ親しんでいて全体的に道徳も良好であるが，人種として精神的，倫理的にいまだ未熟であり，結果として自己規律が弱いために子供のようであるとしていた。調査は，一七〜七九歳の一一三もの個体の脳を対象とした。脳の重さの分布は一〇四〇〜　六〇五グラムで，平均サイズは一三三四グラムであったという。調査結果として、M・ヘルゾグは、フィリピン人の平均的な脳の大きさはヨーロッパの人々よりも小さいが、教育によって欧米の国民と同程度の文明へと引き上げることが可能であるとした。すなわちアメリカ人の適切な指導によって、理想とする文明がフィリピン社会で達成されるとしていた（F. A. Gealogo 2018, pp.372-386）。

ハンセン病患者の嘆きの島

ハンセン病患者は、ヨーロッパ社会で長く差別されてきた。ここでフィリピンのハンセン病患者を取り上げるのは、単に社会的に差別されていたからではなく、アメリカ統治下における人種的序列と重ね合わされて、実験的に文明化の対象とされたためである。ヨーロッパの社会的価値観を反映して、スペイン統治下にあった一九世紀半ばのフィリピンでも、各地に点在した施療院にハンセン病患者が収容されている。しかしハンセン病患者の厳格な隔離が実施されるようになるのは、アメリカ統治下に入ってからのことである。一九〇六年、フィリピン諸島西部孤島のクリオン島に、ハンセン病患者の隔離施設が設立された。アメリカは、クリオン島を治療と「市民」形成のために実験的に使ったのである。ここで言う「市民」の倫理とは、フィリピンがアメリカから独立する前提として、学校や公衆衛生を通じてアメリカが教育しようとした自己規律能力のことである。すなわちクリオン島ハンセン病患者の社会復帰は、家庭内衛生と市民的自負を通じた再生でなければならなかった。感染者が衛生的となり、「野蛮な」人種が市民となることを目的としたのである。

スペイン統治期の大部分、医師はハンセン病を遺伝的なものとして捉えたため、ハンセン病患者の明確な隔離は実施されなかった。しかし一九世紀末になると、多くの医師がハンセン病の細菌感染の性格を強調するようになり対策として隔離が主張されるようになる。アメリカの統治下の一九〇五年になると、V・ハイサーは、すべての地方医官にハンセン病調査を指示していた。ハンセン病患者が、マニラの感染症病院であるサンラサロ病院からクリオン島へ移送されると同時に、ハンセン病と疑わしき者は調査・分類されて、陽性の場合はクリオン島へ強制移動されたのである。一九一三年までに八千人以上がクリオン島へ送られ、その時点でうち三五〇〇人が隔離施設に収容されていた。

クリオン島は、ハンセン病の化学療法の実験室としても有名で、患者は、毎週大風子油の注射を診療所で受けた。また規律の教育、身体・道徳の監視を通して、フィリピン人の私的生活はアメリカ人統治者が理想とする市民的生活へと再生することが目指されたため、ハンセン病患者から成る地域住民にとって、町長と町議会議員の選挙も訓練の場となった。一九〇八年には、東南アジアで最初の女性投票権が認められている。この結果を受けてアメリカ人官吏は、ハンセン病が広まる方法、クリオン島での病状改善についてフィリピン各地方で宣伝している。こうしてクリオン島隔離施設は、アメリカ南部の連邦ハンセン病療養所の管理モデルにもなった。

しかし、ハンセン病患者は、病気そのものよりも帰属社会からの追放を恐れていた。新聞による批判も噴出し、クリオン島は、「フィリピン人の嘆きの島」と呼ばれた。一九二〇年代に入ると、フィリピン人上院議員がクリオン島を訪問して予算の無駄遣いとして批判するようになる。ハンセン病患者自身も、いくつかの集会で隔離政策の中止を訴えた。ハンセン病は保健省が考えるほど感染性の強いものではなかったため、患者は移動の自由を持つことを要求するものであった。

このようにアメリカ人統治者は、ハンセン病隔離施設を治療と文明化のために建設した。ハンセン病患者は社会から排除された人々であるというイメージに基づき、医学の範囲を超えたさまざまな実験を実施していたのである（W. Anderson 2006, pp.158-179）。

経営者による健康管理

二〇世紀に入って、英領マラヤでゴム栽培の中心を担ったのはヨーロッパ系の企業であった。その多くは、イギリスの商社と経営代理制度と呼ばれる経営代行契約を結んだ。その契約で現地の事業会社はロンドンの金融市場と結びつく一方で、利潤の一部をイギリス商社に譲渡した。その大農園は、イギリス人の管理人を頂点に、セイロンや南インド出身の中間管理者、南インド出身の基幹労働者と続くピラミッド型生産体制を成していた。

英領マラヤのゴムプランテーションでは、二〇世紀初めから南インドから雇用された労働者の高い死亡率が問題となっていた。たとえばあるプランテーションでは、労働者の半分がマラヤ到着後一年以内に死亡していた。こうしてプランテーション経営者がインドからの移民を促進するため、強制的な預託金を通じてインド人移民基金がつくられると同時に、その代理人はプランテーションの生活、衛生などを調査するようになっていた。そこで明らかにされたのは、インド人労働者は粗末な小屋もしくは長屋に居住していて、劣悪な衛生環境は下痢症などによる死亡をもたらしたことであった。プランテーション経営者の健康管理は、ほかにもさまざまな問題を抱えていた。インド人労働者の最も多かった死因は熱帯熱マラリアであったが、経営者は、マラリア対策を含め衛生や医療への出費には抵抗し消極的であった。マレー連合州と非連合州の一部では、経営者は労働者の入院医療費の一部を負担することになっていたが、しばしばそれは無視されていた。

二〇世紀初めのゴムプランテーションは、行政的には労働医務局の監視下に置かれて、錫鉱山とともに医官による定期的調査を受けた。契約労働者のあいだでの高い死亡率は、一九一〇年のマレー連合州でも調査を開始させることになり、プランテーションと鉱山における労働および保健に関する法律の制定につながった。諸法では、衛生環境の整備のほか、労働者患者の政府系病院における受療が経営者に要求された。さらに衛生官吏は、生産性を向上させるとして、経営者にプランテーションにおける保健支出を説得した。とりわけ一九一〇年代には、排水対策への費用支出が、マラリアの感染と死亡のリスクを減退させると主張されていた。一九二〇年代になると、経営者は労働者を外部から雇用する費用の上昇を明確に意識するようになった。母子保健の重要性も意識されたため、プランテーション経営者は子供や幼児など被扶養者の医療費も負担するようになった。一九三〇年代半ばには、インドの植民地政府が民族主義の影響を受けて移民制限を実施したために、ゴムプランテーションは顕著な労働者不足に直面している。また、さまざまな雇用規制も課されるようになり、一九二二年の連合州では、一〇歳以下の幼児の雇用が禁止されている（L. Manderson, pp.127-165）。

一九三〇年代までには、ゴムプランテーション経営者は、外部からのインド人労働者導入よりも、労働者の保健を意識した労務管理を目指すようになった。それは、植民地の医療行政を資本が補完することを意味していた。

労働者の健康

英領マラヤでは、イギリス人経営のゴムプランテーションを中心に南インドから年季契約移民が導入されていた。こうしたプランテーションでは、暴力、労働災害、マラリアによって多くの労働者が死亡した。とりわけマラリアは、ハマダラ蚊を媒介して農村から都市へと拡大していた。実際、一九〇〇～四〇年における病院患者の二〇％はマラリア感染によるものだった。一方行政によるマラリア対策は、都市から農村へと広まった。概してマラリア対策では、湿地の排水や埋め立てが実施されただけだったが、マラリアの感染者と死亡者を減少させる事例がみられた。また、住民へのキニーネの配布も行われている。

中国人の鉱山労働者のあいだでは、脚気の罹患者が増加していた。脚気はビタミンB1の欠如によって生じるため、副食が貧しいにもかかわらず、玄米に代わり精米を過度に食すことで広まっていた。地理的に孤立していた鉱山で働く労働者のあいだではアヘンの吸引が拡大していただけでなく、脚気による健康被害を受けやすかったのである。家庭で脱穀・籾摺りした玄米を消費していたマレー人のあいだでも、一九三〇年代には白米消費が広がったために脚気罹患者が増えた。これに対してインド人の場合、半煮えの米の消費を嗜好していたために、ビタミンB1の欠如を軽減して脚気の罹患を逃れた。一九二〇年代には、世界的に栄養への医療的関心が高まったこともあり、脚気のほか結核が医療政策の関心となっていた。その背景では、一九二一年の経済不況後にゴム、錫産業を中心に多くの労働者が失業し、貧困が広まる事態も生じていた（L. Manderson, pp.127-165）。

都市の女性労働

英領マラヤの移民労働者には男性が多かったため、労働者に対する医療・衛生サービスはジェンダーというよりも民族ごとに分節化していた。その一方で近世以降、東南アジア経済における女性の無視できない役割を考えた場合、女性の就業に関連した医療の考察は不可欠である。ここでは、一九・二〇世紀転換期のマニラの事例に立ち戻ることにしよう。当時の公衆衛生政策は、導入した衛生規律を通して、フィリピン人女性に新たな生活を送ることを迫っていた。

売春は史料にはあらわれにくい仕事であるが、貧困層女性にとって収入源として重要であった。一九世紀のマニラでは、梅毒感染や道徳の観点から、売春は植民地政府による規制の対象になっていた。同世紀前半には、売春のため逮捕された女性はミンダナオ島やパラワン島へ追放され、同世紀後半には性病感染が確認された場合は入院、そうでない場合は投獄された。逮捕された売春婦には、北部ルソンやビサヤなどの遠隔地出身者および縫製、葉巻製造、洗濯婦、小売などの有職者が多かった。

フィリピン人女性のあいだでは、市場や街頭での売り子として働く者も多かったため、市場および小売の規制は、収入源の消失にもつながりかねないものであった。アメリカ統治下の公衆衛生政策では、市場、小売店舗、食堂への規制が徐々に進んだ。たとえば、一九〇三年にはマニラの一一〇〇ほどあった食堂を対象に、営業資格の更新を通して衛生状態の改善が試みられていた。加えて当時の衛生行政は、食堂の数を減らして監視の効率化をはかることで汚染予防が可能になると謳っていた。また衛生的な公共市場の設営が、コレラ拡散を抑制する対策の一つとして進んだ。一九〇八年に制定されたマニラ市条例では、マニラ市がマニラの公共市場を設立し、衛生・交通局長が運営上の責任を負うことになった。通気や採光に配慮がなされただけでなく、開設時間や陳列方法なども規制された。販売人は、チケット制により一区画を割り当てられてもいた。このような規則に違反したものは、巡回する警官によって公共市場から排除された。コンクリート造りの市場も新たに建設され、こうした公共市場を通して生肉・野菜・魚の販売が規制されることになった。洗濯婦も、衛生上の規制を受けることになった。アメリカ人統治者にとって、パシグ川

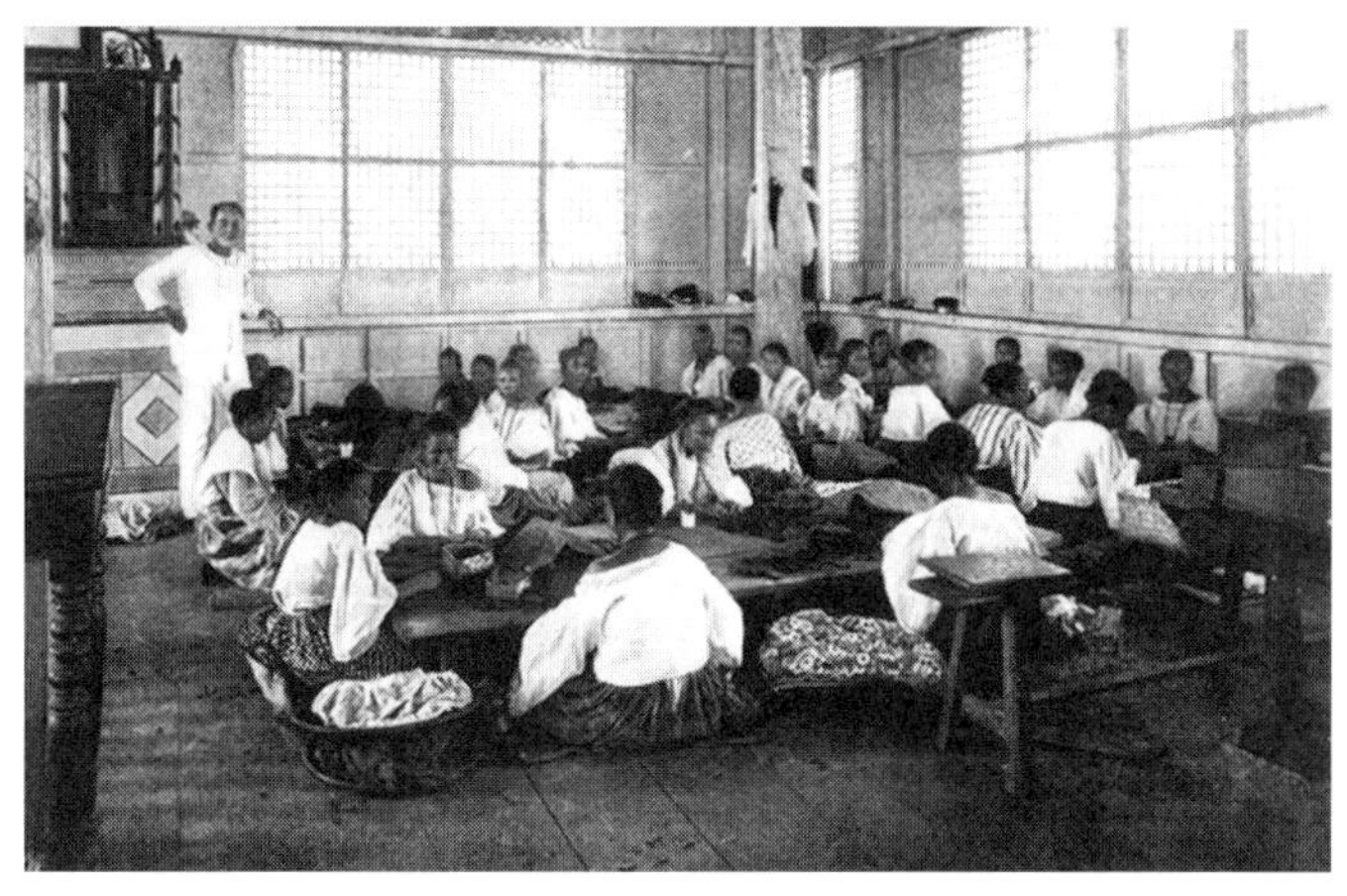

図６　マニラ葉巻製造職場で働くフィリピン人女性（1898年）

（出所）“Manila cigar factory taken in 1898,” https://www.philippine-history.org/picture-old-manila19.htm（アクセス日：2022年８月２日）Arnold Alvarez氏の御厚意による.

およびその河口での入浴や洗濯も水質を汚染し、コレラ流行を促進する原因であった。一九一二年に、河川等の水路での洗濯を禁止して、代わりに公衆洗濯場を設立することが法的に定められている。

多くのフィリピン人女性が働いたマニラ葉巻工場も、衛生上の規制対象となった。一九一〇年までには、衛生局官吏は、衛生上の規制の実施をチェックするために各工場を訪問するようになった。各工場は、事前の予告なしに衛生局の調査を受けている。労働者は手洗いをして作業すること、作業空間が過密にならないこと、子供を作業場に伴わないことなどが定められていた。女性にとって家事労働との両立の負担を緩和する裁量性の高い職場は徐々に失われていったが、職場において子供が母親の作業を無償で補助する慣行はその後も存続していた。

一九一三年には、感染症対策のためダンスホールにも規制が及んだ。特に法律によって警戒されたのは、そこで働く結核の女性であった。栄養の悪さが結核への感染を促進するため、結核の規制は、売春の事例と同様に、フィリピン人の貧困問題を反映していた。

二〇世紀初めまでのマニラ都市社会では家庭と職場双方において公衆衛生上の規制を受けるようになったため、そのことは、とりわけフィリピン人女性にとって生活変化の転換点となることを意味していた。

帝国医療の比較

次に東南アジア以外の植民地を取り上げて、帝国医療を比較することにしたい。これまでの代表的研究に基づき、三つの地域を取りあげる。

台湾の事例

最初に考察するのは、台湾である。一八九四〜九五年の日清戦争後、日本の植民地統治当初から、台湾では腺ペストが流行した。ペスト対策はその植民地統治の在り方を左右しかねないため、ペスト制圧をめざす公衆衛生政策が本格的に展開している。一連のペスト対策は日本国内の衛生制度をそのまま移植する形で実施されたが、行政制度は新たに設立するのではなく、在来の秩序を温存し自治的な機関として利用する統治に特徴を有していた。

ペスト対策では、まず一八九六年に主要な港湾で検疫を行うと同時に、戸別検査と交通遮断が実施された。同年には、日本の「伝染病予防規則」に基づき「台湾伝染病予防規則」が制定されて、感染症ごとの予防方法に加えて自治団体設立が促されている。このため別途策定された「衛生組合規則」では、日本で組織されていた衛生組合が台湾でも設立されることになった。ただしこの衛生組合は、治安維持を目的とする保甲（ほこう）制度を母体につくられている。保甲は、一〇戸を一甲、一〇甲を一保とする地域住民組織である。ペスト流行時の台北では、地方有力者である紳商（しんしょう）が構成した「士商公会」が台湾人と日本人の仲介機能を果たし、衛生組合の母体となっている。

台湾でのペスト抑制および衛生行政形成に貢献したと評価される人物が、後藤新平（ごとうしんぺい）である。日本の衛生局長であった後藤は、一八九六年に台湾総督府衛生顧問、一八九八年に台湾総督府民政長官に着任する。台湾総督府衛生顧問時代には、「台湾統治救急案」を作成し、旧慣温存主義を統治の理念とした。在来秩序の維持によって台湾人の蜂起を抑制することを目指しただけでなく、アヘン漸禁政策などにより税収を上げることも示した。また台湾の地方制度に着目して、法律による強制や変更は植民地統治の本義ではないとした。生物学の考え方を社会に適用し、旧慣温存主義の立場から漸次的に変化を導入する姿勢であったといえよう。

その一方で後藤新平は、民政長官として日本の衛生行政制度の移植をはかったほか、日本人医師が警察医の役割も担った公医制度、医学校での現地人医師養成、西洋医の公認と中医師認可の漸禁を進めた。遅れて責任を担う高木友枝(たかぎともえ)とともに、台湾の医療・衛生行政を支えている（飯島二〇〇九、六六～八六頁）。

既述のように、同じ時期のアメリカによるフィリピン統治では、アメリカ人医官V・ハイサーがコレラ制圧で名を馳せた。ハイサーはフィリピン現地社会の秩序に否定的評価を与えたが、医学が新たに社会的権威をまとう時代において、医官が植民地統治の正当化を確保する意味で同じく重要な役割を担っていた。

インドの事例

一八五八年にイギリス東インド会社が廃止され、インドはイギリスの直轄植民地となった。その前年に勃発したインド大反乱以降のインドでは、統治全般において医療よりも軍事的・政治経済的責務が優先する傾向にあった。そのため、インド大反乱によって医療行政が現地の医療慣行に介入することに用心深くなっていた。民衆蜂起への恐れが、医療による現地社会への介入を抑制することになったといえよう。

ベンガル地方の風土病であったコレラへの対策では、このほかにも緊縮財政が医療政策に制約を課したため、植民地政府が検疫や交通遮断の実施をも控える事態となっていた。こうして一八七〇年代以降になると、英領インド全域の都市および県に自治制度が導入されて、公衆衛生行政は自治体によって担われるようになった。植民地政府は、公衆衛生において現地社会と協調する方法を選び、その責任は地方政府と住民が取ることになったのである（M. Harrison, pp.6-35）。

この結果、一九世紀末までの公衆衛生政策は、駐屯地を含むイギリス人居住地域に限定された。さらにコレラ、腺ペスト、マラリアの対策をみる限り、二〇世紀に入っても植民地政府による現地社会への介入は抑制されていた。一九世紀末以降の腺ペスト対策では、ボンベイなどで戸別検査、感染者隔離、感染者家屋の破壊などの強制的手法が取られてはいたが、こうした手法はふたたびインド人民衆の騒擾を喚起した。防疫責任者の暗殺や新聞における民族主義者の批判活動は、植民地政府による警戒をさらに強めることになった。例外的に社会の末端にまで届いた政策は、人口動態統計の作成に限定された（脇村、二一六～二四三頁）。

医療行政をみると、インド保健局は、一八九六年までにベンガル、ボンベイ、マドラスの三つの管区ごとに編成されて、各管区は統計や種痘を含むさまざまな衛生業務を担っていた。イギリス人官吏の間では、都市化がもっとも進んでいたカルカッタの所在するベンガル管区の人気が高かったが、植民地政府官吏全体のなかでは、給与などの面でインド保健局官吏の評価は低かった。その一方で一八三五年のカルカッタ医学校設立をはじめとして、インド人が西洋医学を学ぶ機会は増大していた。西洋医学を学んだインド人は、都市の高カースト出身の新興階層であった。一九一〇年代前半になると、現地政府官吏のインド人化を進める自由主義的政策のもと、インド保健局へのインド人入職者も増え、入職者総数の四分の一にまで達することになった。一九二〇年代以降には、インド人はイギリス人に独占されていた軍医にも着任するようになっている。インド人西洋医のなかから、民族主義の担い手として、国民会議やムスリム連盟のリーダーとなる者も多かった（脇村、二〇六〜二一四頁／M. Harrison, pp.6-35）。

アフリカの事例

一九世紀末以降のアフリカの帝国医療の展開には、眠り病をめぐる医療政策、現地の生態環境、統治者と現地社会との関係が影響した。眠り病は、ツェツェバエを媒介にしてトリパノソーマ原虫が人の体内に入ることで脳膜炎を引き起こす病気であり、ウシやウマを巻き込んで感染が広まる人獣共通感染症でもある。アフリカでは、帝国権力の恣意性を反映して植民地間の領域的境界が設定されたため、境界を越えた現地人の移動も頻発し眠り病の感染が広まっていた。したがって眠り病の制圧には、ヨーロッパ帝国権力の協力は不可欠であったが、一九〇七年の「眠り病に関するロンドン会議」では各国間の調整が失敗したため、国際協力の方策に十分な成果を期待することは難しくなっていた。

イギリス領東アフリカでは、内陸部ウガンダにおいて眠り病の健康被害が大きかったため、移住政策を焦点とする眠り病対策が取られた。ツエツエバエの生息地域であったヴィクトリア湖周辺および島嶼(とうしょ)での居住を禁止し、住民をその内陸部に移住させることになったのである。ヴィクトリア湖周辺ではブガンダ王国を介した間接統治が採用されていたため、一九〇〇年に王国有力者を通じて移住政策が実施された。その結果、一九〇〇年代には眠り病による死者数は減少して、移住政策はその後も継続されることになった。

同じ時期のドイツ領東アフリカでは、ドイツにおける医学と製薬技術との結びつきもあって、当初は眠り病感染者の投薬治療が目指されていた。しかし一九〇五年に植民地支配に反発する大規模な現地反乱が生じたことに加えて、ウガンダの事例のような現地人協力者も存在しなかったため、強制収容を伴う投薬治療は不可能であった。そこで経済的インセンティブを利用してツェツェバエ駆除のための除草伐採作業が導入されたが、除草対象地域が広大であったため十分な効果を上げることができなかった。これに対して、西アフリカのドイツ領トーゴでは、熱帯雨林が広大で除草伐採作業を実施することもできなかったため、強制収容による投薬治療が実践された。しかし投薬に使われたアルゼノフェニルグリシンは砒素濃度が高かったため、患者は中毒症状を引き起こし、投薬直後に死亡する事例もみられた。よって投薬治療による眠り病対策の有効性には、疑問が投げかけられることになった。

ベルギー領コンゴでは、一九〇三年以降、感染地域への移動制限と隔離患者への投薬治療が実践されている。しかしながら感染地域内を移動する住民の検査も実践されたため、住民の反発および暴動が頻発した。社会不安を恐れた官吏や軍関係者は眠り病対策の中止を迫り、一九一〇年には重症者のみの病院収容へ政策は変更された。第一次大戦後になっても、天然ゴムの供出による税収確保を目指す植民地政府は、消極的な眠り病対策を継続せざるをえなかった（磯部二〇一八／二〇二〇）。

各帝国による眠り病対策では、投薬治療、除草などの自然環境への介入、移住政策が採用された。投薬の有効性はさておき、現地人有力者の協力および現地人の反乱がそれら政策の動向に大きく影響していた。

本章の冒頭で、東南アジアにおける帝国医療の展開について、四つの条件を提示していた。植民地統治の理念・イデオロギー、統治者と現地社会との関係、経済開発、そして流行した感染症の種類である。これら四条件に沿って、東南アジアと他地域の帝国医療を比較してみよう。

東南アジアとの比較

白人の責務論や自由主義といったイデオロギーが医療政策に強く反映したのは、アメリカ統治下のフィリピンである。フィリピン・アメリカ戦争以降、特にマニラで介入主義的な公衆衛生がみられた。それを可能にしたのは、スペイン統治下で進んだ医療行政制度の整備である。同時にコレラが深刻な被害を現地社会にもたらしていたため、上下水道や飲食物などに関する公衆衛生が主要な政策になったが、現地社会の抵抗や妥協は帝国医療の内容やイニシアティブに修正を迫った。

同じく人種主義的なイデオロギーが強かったのは仏領インドシナであるが、とりわけ間接統治が敷かれていた北部と中部で効果的な公衆衛生を実践することは難しく、逆に現地人の抵抗を受けた。蘭領東インドのジャワでは衛生行政の整備が遅れただけでなく、ヨーロッパ人官僚も保健より農業や公共事業に関心を示しがちであったため、ようやく一九一〇年代以降になって、腺ペスト対策を通じて公衆衛生が進んだ。住居改築事業や脾臓穿刺を特徴とする公衆衛生が実施されたが、脾臓穿刺への宗教的反発もあり現地人の抵抗は根強かった。

イギリス植民地のビルマとマラヤでは、経済開発に即した公衆衛生・医療がみられた。英領ビルマでは、導入したインド人移民の海港における検疫や強制種痘が行われた。英領マラヤでも、労働者の健康管理が重要な課題となった。そのため、ゴムプランテーション経営者がマラリアを中心とする保健対策を行っている。海峡植民地とクアラルンプルを除いて、公衆衛生に関する行政制度は十分に整備されていなかったことが背景にある。

植民地化されなかったシャムは、同じく西洋医療に基づく医療・公衆衛生を実践し、二〇世紀初めから、国富増大の観点において人口動態統計も導入していた。王室がこうした政策を主導するなかで、一九三〇年代前半には立憲革命が起きて、地方行政が公衆衛生の基本的担い手とされた。

それでは東南アジア以外の帝国医療との比較では、いかなる歴史的示唆を得ることができるだろうか。東南アジア内外の植民地に共通するのは、政策理念がいかなるものであったにせよ、帝国医療を実践する現地の政治経済的条件が重要であったことである。とりわけ統治者や植民地政策への現地人の抵抗や反乱は、医療・公衆衛生政策の展開を大きく方向づけることになった。その抵抗には、政策の仲介者となる現地人医療従事者の活動も含まれていた。

帝国医療のつながり

タテとヨコのつながり

グローバルな帝国医療の広まりを、宗主国と植民地のタテのつながり、東南アジア地域間のヨコのつながりに分けて考察することにしよう。帝国医療では、本来的に医学や政策に関する知識・技術が人材とともに帝国内を循環するものである。しかしながら、ここでは帝国間で医学知が還流する事例も取り上げることで、帝国医療に関する従来の見方を相対化することにしたい。最初に、フィリピンを事例にして、タテとヨコ双方のつながりについて若干の考察をしてみよう。

東南アジアでの西洋医療は、宣教師や西洋医、官僚を介して広まってきた。一九世紀のフィリピンでは、軍備拡張とともにスペイン人軍医は増加していた。スペイン人軍医には、イスラーム教徒との戦争の拠点となった、ミンダナオ島のサンボアンガやコタバトにおける医療・衛生活動を経験する者が多かった。彼らのなかには、スペインも加わった、インドシナ半島でのフランスによる植民地戦争に従軍する軍医もいた。さらに一八九二年になると、スペイン人医師のなかにはサイゴンの細菌学研究所に派遣されて牛痘の生産方法を研究する者も存在した。スペイン人医師は、フランスとつながりながら帝国内外を移動して医療・研究活動に携わっていた。

アメリカ統治下のフィリピンでは、アメリカ人官僚がイギリス植民地の実践を模倣する事例がいくつかみられた。公衆衛生政策では、マラリア対策としてハマダラ蚊の駆除に石油を使ったのもインドと同様のやり方であった。またマニラでの屎尿処理に使われた桶トイレは、香港の視察に基づいて導入されている。その一方でアメリカ統治下のフィリピンは、東南アジアにおける西洋医学の中心となっていた。既述の極東熱帯医学会議は、アメリカ人医官のイニシアティブによって始められたことに加えて、シャムからは医学を学ぶために学生や研究者がフィリピンを訪問している。シャムのチュラロンコン王は、一九〇四年に二名のタイ人医師をマニラの政府細菌研究所に派遣して口蹄疫と腺ペストの血清療法を学ばせている。また一九三〇年代末からピブーン首相のもとでタイ国民の栄養改善事業を進めたヨン・チュティマは、国立フィリピン大学で医学を学んだ経歴を持っていた(D. Puaksom, pp.311-344)。

タテのつながりの考察として、植民地フィリピンでの経験が宗主国アメリカの公衆衛生にどのように反映していたのか、医師および医学知の循環からみることにしたい。

帝国における医学知の循環

一九・二〇世紀転換期のアメリカでは、南・東ヨーロッパからの移民が増大して、そのことがナショナリズムを強めることに結果していた。それと同時に、民族・人種を序列化する社会ダーウィニズムの考えもまた興隆していた。たとえば一九世紀後半以降のサンフランシスコの公衆衛生行政は、天然痘、腺ペスト、性病、ハンセン病の発生源として中華街と中国人を警戒していた。またアメリカ南部の医師は、アフリカ系アメリカ人を病原体保菌者として恐れて白人との接触の回避を提唱している。二〇世紀に入ると、アメリカ移民当局は、病原体の潜在的保菌者として貧民および非アングロサクソン系の移民を認識していた。

アメリカ公衆衛生の担い手としての医師は、医学校および研究系大学、陸軍医学部門、政府保健局、そしてフィリピンおよびプエルトリコの公衆衛生局のあいだを巡回し、帝国の人種・民族の序列化を強化した。とりわけ一九一〇年代、フィリピンの植民地行政で現地人官吏が増えるなか、多くの植民地医官がアメリカの中央政府および都市政府の保健局へ異動することになった。

たとえば、フィリピン総合病院院長を辞したW・マスグレイブは、一九一七年にサンフランシスコに戻って病院運営に携わったほか、カリフォルニア大学熱帯医学担当教授に着任して現地保健行政にも助言した。フィリピン衛生局副局長だったA・J・マクローリンは、一九一四年にマサチューセッツ州保健委員に着任し、衛生部門を新設して組織的作業効率の改善を図っている。彼は、コレラ抑制のためフィリピン人を人種主義的観点から監視の対象としていたが、マサチューセッツでも移民やマイノリティーに対して家庭における衛生規律の適用を試みている。フィリピン・アメリカ戦争で軍衛生官だったE・L・ムンソンの場合、アメリカでは軍陣衛生を使った産業衛生管理に取り組んだ。最後に、フィリピンで公衆衛生局長であったV・ハイサーは、一九一〇年代半ばにロックフェラー財団国際保健委員会に着任し再びフィリピンに戻った。職務を終えた一九三〇年代になると、アメリカで家庭衛生に関して労働者の自己管理を提案している。

このように、フィリピンで実践した公衆衛生政策は、アメリカでは都市における移民やマイノリティーへの政策に反映された。人種に加えて階級・階層も重視されて、住民および労働者の管理に焦点を当てた衛生行政が実施されていた（W. Anderson 2009, pp.277-287）。

つぎに、東南アジアの帝国医療について感染症から精神医療に対象を移すことにしたい。なぜなら精神医療が、帝国間のヨコのつながりを介して戦間期帝国医療の焦点となる農村医療を推進したためである。ヨーロッパの開放型精神医療が移植された東南アジアにおいて、農業植民地と開放性を結びつけたケアは患者治療と財政負担緩和に貢献できると考えられるようになっていた。

ヨーロッパと東南アジアの精神医療

ヨーロッパ大陸では、フランスで内科医P・ピネルが設立したサルペトリエール病院が道徳療法の拠点となっていた。ピネルは、子どもの行動観察から、仕事の行為を精神障害者の治療にも適用している。子供の不服従と怠慢行為は、遊びの最中には消滅することを悟ったことから、患者が仕事を行うことは、健康、精神状態、社会秩序を維持する唯一の方法とするに至る。しかしながら地域社会と精神医療との関係では、オランダが先進的な実践を試みていた。すなわち一八四〇年代以降、オランダで精神障害者収容施設の改良を望む人たちは、イギリスとフランスの道徳療法の刺激を受けて、精神障害者は、独房に管理される暴力的で危険な個人ではなく、温情主義的な導きで再教育されるべき、迷える個人であると主張した。野外労働、日常生活、勤勉的価値を通じて、精神障害者を理想的・模範的市民に変えることができるとされた。一八四一年に精神障害者収容施設の改良に導く法律が制定され、一八四九年には、身体拘束を完全に廃止した、農業労働を使った仕事療法を実践する施設も新たに農村につくられた。

その一方オランダは、一八六〇年代以降に蘭領東インドにて精神障害者収容施設設立のための調査を実施している。その結果、ヨーロッパの実情を反映して次の提案を行った。周囲に大規模な農業用地を抱えた二棟建て精神障害者収容施設（八〇〇病床）設立、施設近くにおける軽症患者と家族の同居生活、開放病棟の原則を維持した仕事療法の実践、そして稲作農業、園芸、工芸に関する仕事の適用である。そこには、精神障害者の治療を通じて理想的過去を再生する意図が反映されていた。

こうして一八八二年から一九二三年にかけて、ジャワに三つ、スマトラ島北のウェー島に一つのそれぞれ巨大な精神障害者収容施設がつくられた。一九三七年、バンドンにて国際連盟保健機関（以下、ＬＮＨＯ）主催の農村衛生極東会議（以下、バンドン農村衛生会議）が開催されたとき、中部ジャワの精神障害者収容施設が成功事例として紹介され、「農村ケアモデル」の模範とされた。

一八九一～一九〇四年のあいだ、フランスのさまざまな専門技術者は、蘭領東インドに二五回もの調査旅行を行っていた。目的は、混血の現地住民の管理、ゴムの接ぎ木技術、植物園の設立など多岐に及び、ここで取り上げるE・ジェーンセルミの視察もそのうちの一つであった。

東南アジアを循環する医学知と経験

パリで熱帯医学を専門とした大学教授E・ジェーンセルミが東南アジアへの調査旅行を行うのは、一八九八年のことである。その目的は、フランス植民地でハンセン病患者を減らすことにあった。しかしながら調査旅行を行うなかで、彼の関心は脚気、梅毒、精神疾患に拡大した。とくに注意を留めたのは、ジャワ島ボゴールの精神障害者収容施設であった。彼は、壁に囲まれていない場所でいかなる強制も無かったにも関わらず、精神障害者のあいだに自殺、殺人、逃亡がなかったことに驚きを隠しえなかった。最も魅力的だったのは、精神障害者の治療の基本的手段として仕事を利用していたことであった。それは、精神障害者の不安、落ち着きのなさ、暴力を減退しただけでなく、農業生産にも貢献するものだった。「仕事」は植民地の財政支出を抑制し、収容施設にも収入をもたらしたため、現地人の精神障害者が効率的生産を行いうる可能性を示しているように映った。

こうして蘭領東インドの施設を近代医療の効果的モデルとして、仏領インドシナにも精神障害者の制度的ケアをつくることになった。その役割を担ったのは、フランス人精神科医Ｐ・ドロールであった。仏領インドシナでは、一九一九年と一九三四年、それぞれサイゴン郊外とハノイ郊外に精神障害者収容施設が設立される。どちらにも患者が仕事を通して治療と回復を目指す、農業植民地が併設されていた。患者の大部分が農民だったために治療に農作業を適用しやすく、とくに園芸は脳や身体の機能に効果があると考えられた。収容施設を管理したのは現地人医師で、患者の仕事を監督したのは現地人従業員であった。のちにこのＰ・ドロールは、ＬＮＨＯ主催の一九三七年バンドン農村衛生会議開催にも重要な貢献をすることになる。

仏領インドシナの精神障害者収容施設にはリハビリ村が併設され、その農村が仕事を通じた再教育センターとなり、患者は家族的農村生活を送ることができるとされた。しかし、現実には医師を含む医療スタッフが家族の役割を果たしており、三、四人の疑似家族が構成されていた。他方患者は、村落の清掃と規律を維持する責任を負い、高い報酬も受け取っていた。

ジャワのケースとは違い、仏領インドシナの農村ケアモデルはうまく機能しなかったようである。その理由には、疑似的家族生活などの限界を孕んでいたことが考えうる。ただし収容施設の財源と患者の超過入院が問題として生じていたのは、蘭領東インド、仏領インドシナ双方に共通していた（C. Edington and H. Pols, pp.636-663）。

帝国医療と地域

仏領インドシナの精神医療に行政的責任があったP・ドロールは、現地住民の教育水準を上げて西洋医学を浸透させることが農村保健および進歩にとって必要であると考えていた。さきの指摘のほかにも、そうした現地文化への配慮のなさが、仏領インドシナの精神医療の成否に影響していたのかもしれない（A. Guénel, pp.62-80）。しかしながらここで重要なのは、ヨーロッパにおける精神医療が東南アジアの植民地に流入して植民地間で循環し、現代にもつながる住民参加型地域保健を内包していたことである。患者と家族との結びつきを重視している点は、これまで帝国医療で語られてきた暴力的、拘束的支配とはニュアンスを異にしていて、とりわけ家族と切り離されたクリオン島のハンセン病患者の事例とは対照的であった。

また蘭領東インドの事例は、日本の精神医療とも対照的であった。二〇世紀前半における日本の精神医療は、私宅監置と精神病院によって対応していた。私宅監置とは、一九〇〇年精神病者監護法により、警察の許可制のもと、精神障害者を家族の負担で監禁することを義務化したものである。その一方で、精神病院数の増加とともに、一九二〇年頃から病院監置数が私宅監置を上回るようになっていた。精神障害者家族が看護義務を履行できない場合、市区町村長が代わりに監護することになっており、それは貧困層の患者に多くなっていた。公費による委託監置先は、ほとんどが民間精神病院であった。こうして民間病院が病院経営における収入を確保するため、公費患者の長期入院と大量収容が常態化していた。このことは、精神障害者の地域社会への復帰に大きな制約を課すことになっていた。

なお、蘭領東インドと仏領インドシナでは、医療予算上の制約から、患者労働が施設の費用を軽減する目的でも実施されていた。地域社会における精神障害者の受け入れを促進していただけでなく、医療の経費負担の面でも興味深い論点を含んでいる。

民族主義の台頭と地域医療の拡大

医療の民族化

民族医療の展開

一九世紀末になると、東南アジアでは統治機構の官僚化が徐々に進むと同時に、民族主義の台頭する地域も現れる。欧米における新たな医学や医療の高度化のもと、現地人エリートは西洋医学に魅了され、現地人医師のなかからは民族主義の担い手となる者も生まれた。また欧米の新たな近代的病院は植民地社会にも及び、患者が負担する医療費への依存を強めるなど医療サービスの市場経済化も進んでいった。ここでは、民族主義の台頭、医療の近代化を背景として、西洋医療か現地民間医療かの別を問わず、現地人がサービス供給の主導権を掌握した医療を民族医療と呼ぶことにしたい。

植民地化を免れたシャムでも、一九三八年にピブーンが首相になると翌年に国名はタイへと変わり、公衆衛生行政への国民参加を前提にして民族主義的医療政策が採用された。その政策は、タイ国民国家の進歩を道徳改良と経済発展の結びつきのもとで訴えるものであった。東南アジアの植民地でも、同様に医療の民族化が進み、そこには、薬草を処方する民間医療を科学的に再評価する動きも含まれていた。

最初に取り上げるのは、植民地官僚の役割も担った現地人西洋医である。香港や広州で医学を学んだ孫文やヨーロッパへの留学経験のあるホセ・リサールのように、医学を学んだ場所はさまざまであったが、アジアにおける医学と民族主義の結びつきは強かった。東南アジアでは、西洋医学を学んだ現地人医師が、民族運動を主導していっただけでなく、植民地統治と現地社会の媒介役として、妥協や対立を経ながら現地社会の意向や利害が反映する政策を実践していった。

民族医療のもう一つの課題は、病院の事例である。一九世紀後半のアジアにおいて早熟な民族運動および独立革命を経験したフィリピンでは、アメリカ統治下でも医療が民族化し、とくに一九一〇年代には医療行政官僚の現地人化が進んで、国家独立も視野に入れた国立地方病院の設立がフィリピン人主導で進められた。

アジアにおける現地人西洋医の養成

東南アジア以外の植民地でも、現地人西洋医が民族運動を導く事例は多くあった。一九世紀インドでは、西洋医療が現地社会に確固たる基盤をつくることができなかったなか、養成された現地人西洋医は、帝国による社会統制に抵抗する存在として成長していった。都市の新興層出身が多かったインド人西洋医のなかには、一九一〇年代以降にインド高等医官に行政職を得て、国民会議派のリーダーになっていく者も少なくなかった。また、日本統治当初の台湾では、台湾人エリートの多くは植民地政策を反映して医師か教師になる道を選択した。行政職に着任する機会がなく病院内でも差別されていた台湾人医師は、一九二〇年代になると反植民地闘争を展開するようになった。しかし日本の皇民化政策が展開する一九三〇年代後半には、日本人と台湾人の民族的区分は曖昧なものとなった。植民地支配下で近代化が進む台湾において、医師のような専門家集団では民族対立の緊張と融和が順次展開していた（M・ロー）。

フィリピン人西洋医の誕生

台湾、インドと比較しても、フィリピンでは現地人西洋医による民族運動は早熟であった。スペイン統治期末のフィリピンでは、イルストラードと呼ばれた現地人有産知識人層が大学で西洋医学を学び、医療行政職にも従事していた。スペイン人西洋医不足は顕著であったため、一九世紀末までにさまざまな医療専門職がフィリピン人を担い手として養成されていたためである。当時、コレヒオ（中等教育機関）や職業学校の数が増えたことに加え、サントトマス大学には医学部が新設されてフィリピン人西洋医を輩出した。さらにはヨーロッパへ留学するフィリピン人のなかにはフリーメーソンを通じてスペイン人とも交流し、フィリピン革命へと繋がるプロパガンダ運動が台頭することにもなった。ホセ・リサールは、そうしたフィリピン人の代表的人物である。その一方で、スペイン人修道士が担う教区司祭の影響力が強かった現地社会では、民族対立の色合いが強くなりつつあった。一九世紀後半、フィリピン人在俗神父による修道会支配への抵抗運動は、フィリピン人の民族的覚醒を促していった。

一九世紀に近代化が進むフィリピンではあったが、現地社会は、薬草、燻蒸消毒、マッサージ、宗教的・儀礼的癒しなどから成る民間医療に依存する世界であった。占い師も兼ねたババイラン（呪医）やヒロット（助産師）は女性が担うことが多く、薬草医などとともにスペイン人から蔑視されていた。その一方でマニラの医療行政では、衛生区ごとに区医が配置されて、増大する貧困層を対象に無償医療を提供する政策が実施された。同時に公医制度も構築されて、各州への西洋医療の普及が目指された。現地人西洋医の専門家集団は、その一翼を担って植民地支配の緊張と両義性のなかに置かれていた。

そうした医療制度の設立当初、医官にはスペイン人が優先的に採用されていた。しかし、サントトマス大学医学部を卒業して西洋医免許を取得したフィリピン人の数が一八九〇年代までに着実に増加していた。最終的に一八九六年に勃発したフィリピン革命に前後して、スペイン人西洋医の中からは辞職を願い出てスペイン本国に戻る者も現れた。他方フィリピン人西洋医のなかからは、スペインの帝国医療に対して抵抗する者も現れた。彼らは、植民地国家が医療や公衆衛生を通じてフィリピン人の私的生活に差別的に介入することに反発した。

フィリピン人の医療行政

フィリピン革命およびフィリピン・アメリカ戦争以降も、フィリピン人西洋医は帝国医療を支える医官の役割を担った。しかしフィリピン人医官はアメリカ人統治者によって服従を強いられてはいたが、フィリピン人の立場に立った政策批判、業務のサボタージュを通じた抵抗を展開していた。たとえば、一九〇六年には、衛生規則の実施に反発して、フィリピン人医師らがマニラの貧困地域で集会を開いている。その後、マスコミや民衆を巻き込んだ民族主義的運動が展開するに至った。

また医療行政内部における対立を通じて、行政の民族化も進んでいた。一九〇五年、衛生局長にV・ハイサーが着任すると、地方では州衛生委員会が廃止されて、一つもしくは複数の州ごとに地域衛生監督官が任命されることになった。当初、V・ハイサーらは地域衛生監督官をアメリカ人の任命職にすることを企図していたが、フィリピン人医師のパルド・デ・タベラらの反対により実現しなかった。その結果、一九一四年までには、一三の衛生地域のうち一〇の地域の地域衛生監督官をフィリピン人が担当していた。各衛生地域には、地域衛生監督官とは別に、貧困層向けに医療を提供するフィリピン人医師が最低一人置かれることにもなった。さきに触れたように、植民地政府官僚のフィリピン人化も進むこの時期、医療行政の主導権はフィリピン人によって掌握されることが決定的となった。

パルド・デ・タベラの政治活動

スペイン統治下のフィリピンにおいて、富と教育によって権力を有するようになったイルストラードは、自分たちが植民地社会を代表する存在であることを自覚するようになる。人種の序列を反映した位階的植民地秩序のもと、支配する側と支配される側を媒介する特権を持った一方で、イルストラードによって生み出された近代的知識はフィリピン民族主義の立場を反映していた。ここで取り上げるフィリピン人西洋医、パルド・デ・タベラもまたそうした人物の一人であった。

パルドは、一八五七年、マニラにおいてクレオール（現地生まれのスペイン人）の法律家である父と、裕福な家庭で育ったスペイン人メスティーソの母の家庭に生まれた。サントトマス大学で医学を学んだあとにパリに渡って、一八八一年にパリ大学から医学博士号を取得している。その後マニラにおける薬草調査を経て、一八八九年にフランスにもどると、薬学研究者でのちに革命運動にも参加するA・ルナらとフリーメーソンの活動を通じて交流した。マニラに再び戻った時には、サントトマス大学医学部教員となっていた。一八九八年には、アメリカからスペインを防衛する諮問会議の委員に任命されるが、すぐにアメリカ人軍医らと面会して、アメリカがフィリピンで果たす役割に期待を寄せるようになる。パルドにとって、アメリカによるフィリピン併合は進歩的な選択肢であった。その後タフト民政長官のもとで内務長官となるD・ウースターと交流し、一九〇一年にはフィリピン行政委員会委員になる。こうしたパルドの遍歴は、植民地権力と妥協や仲介を展開するイルストラードそのものであったといってよい。

しかしながらパルドは、そうした立場を利用して、フィリピン人の立場から植民地政策への批判を展開していたことも忘れてはならない。一九〇二年のコレラ流行時には、暴力的抑制政策が展開していたことを訪欧中のタフトに訴えていた。タフトがフィリピンでの民政長官の職務を終えると、パルドの植民地政策への批判はさらに活発になった。その後の民政長官らと対立することになったパルドは、結局、一九〇九年にフィリピン行政委員会を辞任する。同時に、当時合衆国陸軍省長官となっていたタフトには、自治政府においてフィリピン人が経験を積むことができる政策を要求していた。さきにみたように地域衛生監督官をアメリカ人の任命職とすることに抵抗したのは、パルド自身であった。しかしながらパルドは、アメリカ人植民地官僚らと親密に交流する関係にあったために、他のフィリピン人からも敵対的な態度を向けられる孤独な存在となっていた。

パルドの思想・学問

パルドの生涯は、政治活動よりも学問的業績に魅力を秘めているといってよい。パリで博士号を取得した後、一八八七年には、スペイン王室から委託されて、フィリピンの薬草に関する研究を行う。文献学的調査によって、一八九二年にマドリードで『フィリピンの薬草』を出版している。二一四もの品種を分類・紹介し、フィリピンの植物が薬剤や治療にもっと利用されるべきことを主張しただけでなく、合理的・科学的治療の外部にあるフィリピン人薬草医の経験的知識の価値も示していた。その後フィリピンでは、一八九九年にフィリピン医学・薬学学会を設立し、初代会長となっている。

言語の研究も行った。タガログ語にサンスクリット語の語源を探る研究を通じて、フィリピンの文化史の素描を行った。言語の研究は、民族の歴史をつくるために必要であるという認識であった。

アメリカ人と交流するようになってから、教育と経済がパルドの主要な関心事となり、フィリピンの経済発展に関する著作も残している。一九一二年の『フィリピンの経済発展による成果』では、植民地期を「後見的強制支配」、「商業的自由」、「国民建設」の三つの時期に区分し、「国民建設」の時期には、アメリカの植民地秩序がフィリピンの進歩をもたらすとした。すなわち、個人と同様、国家経済の発展は道徳・知性を含む社会的発展を伴うものであるとした。

パルドは、さまざまな人種から成る国民を文明によって結びつけるという立場を取り、民族主義的政治家と対立することもしばしばであった。排外主義を避けて、文明によって国民的一体性を高めるとしていたためである。その際、他の国民国家の模倣は自国の文化を発展させる過程の一部であるとしている（R. B. Mojares, pp.121-252）。

インドネシアの西洋医

ヨーロッパから導入された科学と進歩の理想は、蘭領東インドの現地人西洋医をも民族運動へと駆り立てた。インドネシアの世界的小説家プラムディア・アナンタ・トゥールの作品『足跡』に登場するミンケは、二〇世紀初めのバタヴィアで医学を学んだティルト・アディ・スルヨがモデルであり、科学的知識に信頼を寄せて、そのことがもたらす約束と可能性の感覚が初期の民族主義的活動に導いたことを描いている。この作品の背景にあるバタヴィアにおける医学校は、一八五一年に種痘医と西洋医助手を現地人のなかから養成することを目的に設立されている。一九〇三年には現地人医師養成学校（ＳＴＯＶＩＡ）へと再編され、教育課程は六年制となっている。地方社会から学生を受け入れ、多くがのちに民族運動に関わることになった。民族活動家の温床となったのは、

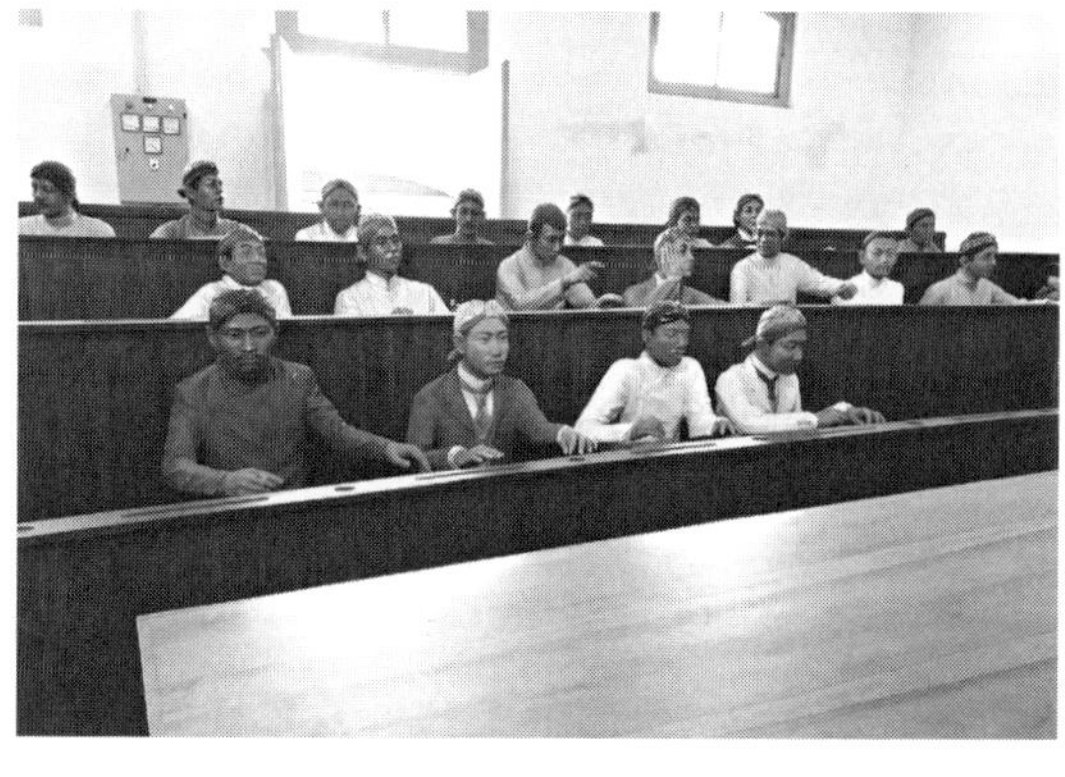

図７　民族覚醒博物館（ジャカルタ）で再現展示される現地人医師養成学校の講義
筆者撮影（2018年６月30日）

一九一三年開設のスラバヤ医学校も同様であった。

先のティルト・アディ・スルヨは医学校を中退した後、マスコミ分野で活躍した。ジャワ文化の興隆を目指す民族主義団体ブディ・ウトモ（「最高の英知」の意味）を一九〇八年に設立したのは、同じく医学を学んだストモやチプト・マングンクスモであった。また医学教育課程を修了したアブドゥル・リヴァイは、マレー語新聞の編集に関わり、一九一八年にはフォルクスラード（国民議会）議員に任命され、植民地政策への批判を展開した。

またオランダ本国において、ストモやチプトは、植民地では味わえない開放的な雰囲気を経験していた。マルクス主義の政治家とも交流して、一九二〇年代にはインドネシア独立を目指す急進的民族主義へと路線を旋回する。一九三〇年代末には、すべてのインドネシア住民のために社会医学的理想を実現することを意識するようになった。一方インドネシア医師会は、一九一〇年に設立された現地人医師会を母体として、一九二〇年代以降、医療だけでなく、インドネシア人の進歩に貢献することを目指すようになり、一九三〇年代末には出版などを通じて活発な啓蒙活動を展開している。

スカルノやその仲間がフォルクスラードへの参加を拒否して収監や流刑にあった一九二〇年代、ますます多くのインドネシア人西洋医は、公衆衛生行政官やプランテーションの契約医師として働いていた。しかし一九三〇年代には、ほとんどのインドネシア人西洋医は植民地国家に批判的立場を取って、民族運動に同調するようになっている（H. Pols）。

ベトナムの民族医療

一九〇二年にハノイに設立されたインドシナ医学校の目的は、現地人のなかからフランス人医師を補助する西洋医助手の養成にあった。しかし一九二〇年以降になると、西洋医助手は独立して医療行為に従事できるようになっただけでなく、フランス人と同等の医師資格を得ることが可能になった。これに伴いインドシナ医学校の教育課程は再編され、一九四一年に同医学校はハノイ大学医薬学部へと昇格している。この背景には、第一次世界大戦後、英領インドや米領フィリピンと同様、植民地政府官僚の現地人化およびフランス人医師の帰国が進んでいたことがある。ハノイ大学医薬学部を卒業したベトナム人は、のちの北ベトナムにおいて、伝統医療である「東医」を西洋医学の基盤において再編成していくことになる（小田、四四〜五三頁）。

西洋医学の訓練を受けたベトナム人は、すでに一九二〇年代からベトナム医療を科学的根拠から正当化しようとしていた。一九三〇年代の農村では、植民地政府によってベトナム医療が公認されるようになった。ただしそこには、「真の」ベトナム医療とそれ以外の「いかさま医療」を区分する作業が内在化していた（L. Monnais, pp.67-78）。ベトナム社会への西洋科学の影響が垣間みられると同時に、科学的根拠を見いだせない現地民間医療を排除するという一面を持ち合わせていた。

現地民間医療

東南アジアの病気の治療において、西洋医療の恩恵に与かった現地人は、富裕層に限定される傾向にあった。マニラのように貧困層を対象として西洋医療が供給されるケースもあったが、ほとんどの現地人は民間医療に依存して生活していたのである。東南アジアでよく認識される病気の原因には、人間関係など社会への適応性に関する要素や霊的要素を含んでいた。現地民間医療には、霊的な原因による病気を治療する呪医が存在して、ジャワではドゥクン、フィリピンではメディコやババイランと呼ばれて、女性が従事するケースが多かった。

帝国医療は、多くの場合で現地民間医療を軽蔑し、自らの社会的権威を高めてきた。植民地政策において現地民間医療が再評価される場合もあったが、植民地統治者によって評価されたのは、科学的に効果の根拠を示すことができた薬草および薬草医であった。ベトナムの場合、一九二〇年代後半から三〇年代にかけて、仏領インドシナの保健行政を統括した公衆衛生調査局が中国・ベトナム医療の調査を進めた。その結果として一九三〇年代になると、「伝統的」と形容されるベトナム医療が民族的なものとして認知されて、西洋医療の補完医療としての位置づけを与えられた。第二次世界大戦後にかけて、ベトナム医療は、その行政や医療の人材だけでなく医療自体も独自なものとして民族化していく（L. Monnais, pp.61-84)。

一九世紀末のフィリピンでも、さきのパルドの薬草の調査は、現地民間医療を民族主義の視点から評価していた。しかしアメリカ統治下のフィリピンでは、帝国医療の側からの評価が進んだ。統治当初から細菌学研究所、国立フィリピン大学医学部、フィリピン総合病院などの研究組織が設立され、西洋医学の観点から在来の薬草の研究が進んでいた。

病院を考察する視点

次に病院の事例を取り上げることにしよう。しかしながら、これまでの東南アジア研究は、植民地期の病院を十分に考察してこなかったと言ってよい。公衆衛生政策に主な関心が置かれたことに加えて、病院施設の設立数が少なかったためでもある。現地住民は、宗教的儀礼と重ねた病気の治療を求めたため、病院における生物医学的治療を忌避することはしばしばであった。それでも錫やゴムなど輸出産品の経済開発がみられた英領マラヤや蘭領東インドでは、地方に零細な民間病院が存在していた。ただし英領マラヤのヨーロッパ人プランターは、末期症状になるまで労働者を入院させないことがたびたびであった。

ヨーロッパにおける病院制度の歴史的前提として、貧困者や障害者に食事や衣服、ベットを提供した救貧院および施療院があった。同じく病院の起源の一つとされるハンセン病療養所は、東南アジアでも多く確認することができる。ハンセン病患者を強制隔離する法律は、二〇世紀初めから英領マラヤ、米領フィリピン、仏領インドシナで制定されていた。英領マラヤの海峡植民地では、貧困者を公共空間から排除する政策をベースにして、一八九八年にハンセン病者を収容・隔離する法律が成立している。一九二三年になると、同様の隔離政策は連合州にも適用されていた。一九三〇年にはクアラルンプル郊外に大規模なハンセン病療養所が設立され、入所者数は一〇年のあいだに満員になるまで急激に増加していた。その入所者の大部分は、男性の中国人労働者であった。カンボジアなどでも、ハンセン病療養所は、帝国医療の一部として実験的性格を伴って運営されていた（Loh Kar Seng, pp.180-201）。

施療院と病院

フィリピンの施療院と病院は、宗主国であったスペインとアメリカを通じて西洋の制度として導入されていた。最初にその背景となるヨーロッパの状況を確認しておこう。

中世ヨーロッパにおける社会福祉と貧困の歴史において、キリスト教信仰に基づいて貧困者と病人への制度的慈善が供給され、修道会によって設立された施療院はその中心を成していた。一六世紀のスペインでは、フィリップ二世の統治下において、公衆衛生に配慮して医療水準の向上・医療従事者の増加を目的に、国家は医療を単に規制する役割を担うにとどまっていた。しかし一七世紀になると反宗教改革を経験するスペインでは、魂の救済と慈善に関する評価は変化し、施療院に奉仕する兄弟会におけるつながりや相互扶助は強化された。啓蒙思想が強まる一八世紀には、合理主義の観点から貧困は見直されてそれまでの慈善制度は後退したが、一九世紀には都市中間層が社会福祉の供給を地方政府に要求するようになり、教会権力も社会福祉領域で再び勢力を増す状況にあった。

近世スペイン植民地における施療院設立は、特権と免償を得ようとする宗教的動機に基づいていた。ただしアメリカ大陸とフィリピンにおける施療院は、一六世紀後半以降国王の認可無しには認められないものであった。スペイン植民地の施療院は、慈善の観念が表出する素朴な組織から出発し、医務室の清掃や入院者の衣食住の世話など、兄弟会を中心とする地域住民の奉仕活動に依存するようになる。一六世紀以降、とくに設立数で突出していたのはサン・フアン・デ・ジオス修道会設立の施療院であった。

しかし一九・二〇世紀転換期のフィリピンでは、スペインからアメリカへと宗主国が交代する中で、施療院・病院制度形成の社会環境はカトリックの慈善から市場経済へと変化していた。スペイン統治末期の一九世紀後半、キリスト教的慈善の精神に基づく施療院がいまだ多かったが、近代医学の展開とともに西洋医を養成する大学と連携する病院が登場する。フィリピンの近代的病院が本格的に登場するアメリカ統治期には、植民地国家によって総合病院が導入された。ただし植民地財政支出の限界のために、先進医療の展開と経費増加は病院財政の患者負担医療費への依存を強めるようになる。

フィリピンの施療院

一六世紀末のフィリピンでは、フランシスコ修道会が軍事病院を兼ねる施療院をマニラに設立している。以降スペイン王室の支援も得ながら、フランシスコ修道会とアウグスチノ修道会が中心となって施療院が設立されている。とりわけマニラに施療院や孤児院が多かったが、火災や地震が何度も建物を破壊することになったため、立地場所や名称はその都度変更されることがあった。ハンセン病患者を収容したサンラサロ施療院はその一つであった。日本から追放されたハンセン病患者の受け入れをきっかけに一六三二年に設立され、一六七七年にはフランシスコ修道会の下で管理されるようになる。その後いったん廃止されたが、一七八五年にはマニラのサンタクルスに移転して再建される。一八二〇年代には、女性用、男性用の病室それぞれ一〇〇床を有し、当時入院していたハンセン病患者数は年間一五〇〜二〇〇人ほどであった。フィリピンにおけるサン・フアン・デ・ジオス病院の起源は、一五七八年のフランシスコ修道会による「現地人施療院（Hospital de Naturales）」設立まで遡ることができる。所有者の変更を経て、一六五六年にサン・フアン・デ・ジオス兄弟会が運営を担うようになる。一八世紀初めには、回廊式の建造物に約一〇〇床を有し、毎年八〇〇人ほどの患者が入院していた。メキシコおよびフィリピンの修道院出身の修道士がケアに当たり、そのなかには、医師、薬草医、医師助手が含まれていた。一九世紀半ばまでには、二〇〇床へと規模を拡大している。一八六〇年代以降には、愛徳姉妹会（Hijas de la Caridad）の女性が看護に従事している。

なお、一九世紀前半に植民地政府未公認の聖ヨセフ兄弟会を組織したアポリナリオ・デ・ラ・クルースも、労働修士としてサン・フアン・デ・ジオス施療院で働いていた。現地民間医療で医師としての能力を身に着けていたデラクルスは、同施療院勤務を通じて修道士の側で宗教的知識と修養を積んで、行脚（あんぎゃ）によって喜捨（きしゃ）を集める方法によって聖ヨセフ兄弟会を拡大した結果、権力の弾圧を受けるようにもなっていた（池端、六〇〜一三二頁）。

その一方で、一八七一年に設立されたサントトマス大学医学部は、一八七五年にはサン・ファン・デ・ジオス施療院を臨床教育のための付属病院とした。その結果、フィリピン人の西洋医が臨床経験を積む場ともなっている。一九世紀後半には何度か地震を経験して建物が破壊されていたが、一八八〇年代には二階建ての病院が再建される。一階部分は、管理部門、病室（三つ）、四人用特別室から成っていた。二階には、手術室、外科病室（二つ）、分娩室、女性用病室、指定疾患用病室があった。医療スタッフには、医師局長、常勤医師（五名）、薬剤師、医師助手を含んだ。そのころには、社会的弱者救済の施療院から治療施設となる病院に性格を変えて、現地社会における医療の近代化を進める性格を強くしている。

フィリピンの病院

一九・二〇世紀転換期は、アメリカでも近代的病院制度の形成期となっていた。当時、平信徒の理事が病院全体を監督する運営から、専門経営者による官僚制的管理へと変化している。それと同時に医療技術の高度化において、とりわけ外科分野をはじめとする専門医療の必要性や常勤医師への需要が増していた。また病院は教育や研究の場となっただけでなく、新たな医療技術の採用によって経常費用が増加したため、病院は私費患者が支払う医療費に依存するようになった。こうして患者受け入れを左右する医師が、病院経営にも影響力を持つようになった。患者負担の医療費に依存するサービス市場とのつながりは、植民地下フィリピンの国立病院の経営にも反映された。

またアメリカでは、多くの医師が民間診療所を開設していたために、とくに外科分野において自らの患者の手術と入院に病院施設の利用を求めるようになった。医師は患者の診療に一貫して責任を持ちたがったと同時に、先端的研究のための臨床施設を確保しようとした。診療所開業医であっても、手術室や病床の利用権付与によって病院施設を利用できるオープンシステムは、フィリピンの病院にも導入されることになる。

患者負担医療費への依存とオープンシステムの二つは、現代のフィリピン医療を特徴づけるものである。最初にそれら二つの性格を備える病院となったのは、一九一〇年開業のフィリピン総合病院である。この総合病院が設立されたのは、領有当初から植民地高官がその必要性を認識していたためでもある。すなわち保健行政、病院、教育機関、研究施設が相互に連携する総合病院設立構想が実現するに至った。開業当初は、五病棟、四七六病床（うち産科を含む公費患者用三五〇、私費患者用一二六）の規模であった。一九一四年には、政府保健局から国立フィリピン大学医学部の管轄下に移っている。一九一四年までに、一〇診療部門（私費患者、無償患者、管理、病理、理学療法、内科、外科、耳鼻咽喉科、産科、小児科)、四管理部門(財務、技術、案内相談、交通など公益サービス)、三補助部門(看護、看護師養成校、薬剤師養成校)から成っていた。

フィリピン総合病院では、開業間もなく、フィリピン人看護師の教育と労務管理を通して、アメリカ人看護師長など管理職とフィリピン人看護師・実習生のあいだに対立が生じていた。こうした民族対立を反映して、一九一六年に病院長はアメリカ人医師のW・マスグレイブからフィリピン人医師のF・カルデロンに交代している。これは、フィリピン医療の民族化を象徴する出来事であった。

国立地方病院の設立

フィリピン人によって構成される国会は、一九二三年に通称病院法を制定し、地方における国立病院の設立を促進した。すなわち中央政府からの補助金を、州病院の建設・維持および医療機器購入に当てる一方、州政府はその設立に同補助金の半分以上を支出するというものである。この法律を実効に移すため、同年、総督は七名から成る病院委員会を組織し、同委員会は病院建設の具体的計画を議会に提出することになった。構成員は、議長と一名の軍医を除いて、五名のフィリピン人医学博士によって占められた。設立される国立州病院はフィリピン保健局の管轄下に置かれ、各州に一つ設立されるという方針をとっていた。

その結果、一九二四年までに、保健局の管轄下に二五もの国立州病院が設立された。病院法の適用を受けずに早くから設立されていた病院もあり、それらはミンダナオに比較的多く分布していた。規模の大きな病院では、病院長および常勤医師は病院専属になるとした。また規模の小さい病院でも、常勤医師の任命に当たっては、一人以上が優れた経歴を持つ外科医でなければならないとして、新しい病院医療の時代を予感させる構想となっていた。保健局の説明では、フィリピン人による病院の設立と行政管理は、フィリピン人の自己管理能力を示す機会となるため、フィリピン独立にも寄与しうるという立場を取っていた。

国際保健と地域保健

資本主義の発展が促進するパンデミックは、国家権力単独では対処しえないものであったため、国際社会では財団や国際連盟などの組織が存在感を高めた。こうして第一次世界大戦も終わるころになると、帝国医療は、国際保健および民族医療によって補完・代替される傾向が顕著になる。最初に、医療・保健分野の国際協力となる国際保健の事例として、ロックフェラー財団を取りあげることにしよう。

ロックフェラー財団の設立

ロックフェラー財団を生み出したアメリカは、一九世紀末になると製造業において大量生産体制を形成し、その後鉄鋼、石油、化学製品、自動車などの産業で大企業体制が成立していた。なかでも石油産業のJ・ロックフェラーは、鉄鋼業のA・カーネギーと並んで積極的に企業買収を展開して大企業化を進めたことで知られる。J・ロックフェラーは、買収した企業を統合して一八七〇年にオハイオ・スタンダード・オイル社を設立する。関連業種の垂直統合戦略も積極的に進め、トラスト形態、次いで持株会社形態を通じて関連会社の管理の一元化をはかった。しかしながら世論による大企業批判を受けたほか、独占禁止法による企業分割も強いられた。それでも自動車産業と歩調を合わせて興隆する石油産業は、J・ロックフェラーに莫大な利益をもたらすことになった。

同時にJ・ロックフェラーは、慈善活動を含むさまざまな社会活動に関心をもった。一八九〇年にシカゴ大学、一九〇一年にロックフェラー医学研究所（のちのロックフェラー大学）を設立した。なかでも一九一三年に設立されたロックフェラー財団は、二〇世紀、博愛主義の名において国際医療や農業への援助を展開したことで有名であり、医学・科学研究から社会開発まで、組織とプロジェクトに専門家と資金を提供した。一九一三年には、その内部に、国際衛生委員会が「世界に向けて公衆衛生と科学的医療の知識を広める」ことを目的に設立された。その設立に伴い、フィリピンで衛生局長だったV・ハイサーは、国際衛生委員会東洋部門の責任者に転身していた。

ロックフェラー財団国際衛生委員会は、東南アジアでは公衆衛生の調査・活動、治療、教育キャンペーン、奨学金制度を提供した。国際衛生委員会は、アメリカ南部の鉤虫症対策を担っていたロックフェラー衛生委員会を母体としたために、アメリカ南部の経験を熱帯でも生かすことができると判断していた。鉤虫症とは、肌、とくに裸足を通じて体内に寄生虫が入り込み、十二指腸に達して血液を吸うことで発症する病気である。貧血を引き起こし疲労につながるため、二〇世紀初頭、鉤虫は「怠惰の病原菌」とされ、ロックフェラー財団でも、鉤虫症は人類の進歩を遅らせるものと認識されていた。東南アジアでは、国際衛生委員会の活動は英領北ボルネオ、英領マラヤ、蘭領東インド、シャムに及んだ。この反鉤虫症キャンペーンは、現地人医官と協力して啓蒙活動を展開するものであった。そこでは、一般大衆が公衆衛生の基本的教育を受けるだけでなく、若い医官も訓練を受けた。その前提となる調査では、民衆のあいだに鉤虫症による貧血がみられるとし、その要因には、近代衛生科学についての無知、衛生慣行の後進性がしばしば挙げられた。

東南アジアのロックフェラー財団

東南アジアにおける国際衛生委員会の事業には、アメリカ南部のほか、フィリピンでの経験も反映していた。しかしながら、現地での活動にアメリカ政府の介入は無かった。ロックフェラー財団の基本的立場は支援者・協力者としてのものであり、現地政府から全体的責任を引き受けることを回避していた。したがって現地の医療サービスに持続的に関与し続けるには、受け入れ側の積極性と能力を必要とした。このため何層からも成る現地政府組織は、財団の事業の実施における政治的障壁として立ちはだかり、たび重なる交渉と失敗をもたらすことになった。

東南アジアにおけるロックフェラー財団の活動には、鉤虫症対策のほかに、官僚および看護師候補者への奨学金制度の導入、シャムとシンガポールにおける大学医学部への財政的支援がある。また一九二五年には、シンガポールにおけるＬＮＨＯによる極東伝染病情報局設立に一七万五千ドルもの寄付を行っている。この組織設立により、インド洋および太平洋西半分の各都市から、週単位で感染症の発生情報を収集し回報することが可能になった（Liew Kai Khiun, pp.43-61）。

フィリピンのロックフェラー財団

一九三〇年代初めまで、ロックフェラー財団国際衛生委員会のフィリピンでの事業は、Ｖ・ハイサーの指揮下で医師・看護師教育と鉤虫症・マラリア対策に集中していた。

フィリピンにおける鉤虫症対策では、コレラ対策同様、再びフィリピン人の排泄処理が問題として取り上げられた。排泄によって、鉤虫が土壌に広く分散されると考えられたためである。この際排泄は道徳上の課題として把握され、一九二〇年代には学校での保健教育、農村の保健事業が支援された。

マラリア対策もまたアメリカ南部での経験を踏まえていたが、調査に基づき自然環境に介入する方法が導入されている。一九二〇年代までのロックフェラー財団のマラリア研究は、蚊の分布・活動、農業開発の媒介動物を含む生態環境への影響に焦点を当てていた。その結果、さまざまな実験を経て、蚊の殺幼虫剤が新たに導入される。ロックフェラー財団のサポートを得たフィリピン保健行政も、マラリア対策部門を設立して蚊の生態調査と殺幼虫剤の散布に活動を集中するようになった。一九二九年には、国際的にマラリア研究で有名だったP・ラッセルがマニラに到着する。彼もまた、殺幼虫剤を使った生態環境への介入を求めた。コミュニティーの参加も推奨したが、それは彼にとって技術やデータ管理以上に重要ではなく、現地文化への介入は放棄された。ロックフェラー財団国際保健部門がフィリピンから撤退した一九三四年後、ラッセルは、インドのマドラスへ移り、インドでも蚊の生育場所の消毒を継続している。

東南アジアの他地域と同様に、ロックフェラー財団は植民地政府を含めた現地社会との関係構築を課題としていた。生態環境を変える方策が採用されていたが、現地文化を理解する姿勢は弱く、近代医学の知識がたびたび強調された（W. Anderson 2006, pp.180-226）。

ＬＮＨＯの設立

国際保健は、一九二一年のＬＮＨＯ（国際連盟保健機関）の設立によって地球規模で進むことになる。ＬＮＨＯの主な活動は、感染症に関する情報の収集・分配、ハンセン病などの専門事業、技術協力、医療人材の育成などから成っていた。

ＬＮＨＯの構成メンバーをみると、一九三七年から保健委員会委員にインド人がインド代表として加わることになったが、植民地の被支配者がその事業の決定に加わることはなかった。しかしながら、一九二〇年代の極東熱帯医学会議やＬＮＨＯで栄養や農村保健のトピックが取り上げられるようになった背景には、植民地の被支配者が暴力的方法を含む抵抗によって統治の正当性に挑戦していたことがある。東南アジアでは、西洋医学を学んだ現地エリートの増加や民族運動の興隆とともに、植民地医療政策への批判が生じていた。同時に現地人の医師や科学者の仕事と経験を通じて疫学的データが蓄積されるに及んで、栄養や農村保健の課題が明らかになってきた。一九三〇年代のＬＮＨＯでは、社会医学的視点から栄養、住居、農村衛生、マラリアのようなトピックが取り上げられるに至っている。

国際保健と地域保健

現代開発途上国の保健戦略に、プライマリヘルスケアがある。プライマリヘルスケアとは、単なる医療サービスの拡大ではなく、社会的・経済的・政治的な課題への介入を含む包括的な社会開発戦略のことである。したがってそこで目指される健康は、単に病気やけがない状態というよりも基本的人権の一つとして認識される。そのプライマリヘルスケアの源流の一つとなっているのが、LNHOが一九三七年の蘭領東インドで開催したバンドン農村衛生会議である。バンドン農村衛生会議は、病理学的要因だけでなく、社会経済的要因も多元的に取り上げて農村保健を議論している。しかしながら一九二〇年代にLNHOが進めていた農村保健プログラムは、ヨーロッパの実情を反映したものであった。ヨーロッパ農村でも、医療施設・スタッフの不足に加えて栄養不足が顕著であったためである。一九三一年には、ヨーロッパの二三ヵ国を集めた農村保健会議がジュネーブで開催されている。

アジアにおける農村保健会議の開催は、一九三三年にLNHO極東支部で提起されている。それは、ヨーロッパの諸会議で公式化された推奨に沿うものであった。しかしながらアジアの実情に沿ってプログラムを策定する必要性が認知され、そのための準備作業が会議開催を一九三七年まで遅らせることになった。その準備委員会は、イギリス人の英領マラヤ旧植民地官僚、オランダ人医学者、イタリア人医学者の三名から成り、一九三六年四月から八月にかけて、英領インド、英領ビルマ、シャム、英領マラヤ、仏領インドシナ、米領フィリピン、蘭領東インド、英領セイロンの視察旅行を行っている。各地の特徴ある医療衛生状況を確認しただけでなく、現地社会の慣習と教育水準に適応した医療プログラムを採用し、医療・保健政策に対する住民の信頼を獲得することが重要であるとした。ただし、政策への農村住民の参加を前提にしていたが、基本的に現地文化を農村保健の障壁とみなし、西洋医学を学んだ医療従事者によって進歩が達成されるという矛盾を孕んでいた。

しかしながらアジアにおける西洋医学を学んだ医療スタッフの不足という状況を踏まえ、現地民間医療が蓄積してきた経験的知識を尊重しなければならなかった。民間医療における現地人医師は西洋医学の初歩的概念を習得するために短期的に再訓練を受けると同時に、助産師など補助的医療従事者の重要性を確認して、そうした医療従事者も農村保健の担い手とするという妥協策を提示している（A. Guénel, pp.62-80）。

結果的にバンドン農村衛生会議は、農村保健の社会文化的側面も重視しながら住民参加を促すことになった。この意味で、現代におけるプライマリヘルスケアとの共通点も見出しうる。このような農村保健へのアプローナには、さきにみた蘭領東インドや仏領インドシナの精神医療との共通性もみられた。このことは、帝国医療自体が新たな農村医療へとつながる変化を内包していたことを意味する。実際、バンドン農村衛生会議では、中部ジャワの精神障害者収容施設が農村保健の成功事例として紹介されていた。

現代フィリピンの地域保健

本章の最後に、現代フィリピンの地域保健を取り上げることにしたい。フィリピンは、一九七八年にプライマリヘルスケア戦略を採用して以降、地域社会における予防・管理を重視した公共医療サービスが強調されるに至っている。このフィリピンの政策は、同年、WHO・ユニセフによってカザフスタンで開催された国際会議で、プライマリヘルスケアが世界戦略として採用されたことに対応したものである。

しかしながらフィリピンにおける地域保健は、一九世紀末から段階的に地域を拡大しながら進んできたとみるべきだろう。マニラでは、いくつかに細分化された地域に区医が配属され、貧困層を対象に無償医療が提供された。その制度はアメリカ統治下でも継承され、貧困層を対象とする無償サービスは病院医療にも拡大された。アメリカから独立すると、一九七五年までには、各町に保健監督官が配置されて、貧困のために医療費を負担できない住民に無償診療サービスを提供している。この保健監督官が地域医療行政においてもつ権限は絶大であり、保健プログラムの管理、公立・民間の病院・診療所の設立認可、地域のおける標準診療費の決定など多岐に及んでいた。

その一方で、同じ一九七〇年代のフィリピンでは民間病院数が増加し、一九九〇年代前半までに、開業医による民間病院数は病院全体の六〇%を占めて、マニラとその近隣州に集中していた。公共部門は、予防的な保健サービスおよび地域保健において主要な担い手であったが、医療サービスの供給においては十分な役割を果たしていない。現在WHOは、総医療費に対する自己負担比率を二〇%未満にすることが、医療支出による貧困化リスクを軽減するとしている。フィリピン統計局によると、二〇一四年のフィリピンでは、国民健康保険と国・地方政府予算を合わせた公的医療費が全体の三二%であるのに対し、自己負担は総医療費の五六%となっており、フィリピン人の貧困化およびその悪化の大きな要因となっている。二〇一二年の家計調査を用いたある分析によると、世帯支出において一〇%超の医療費を支出している世帯では、薬剤費、ついで入院医療費が大きな支出費目となっていた（菅谷、二一一～三一一頁）。

フィリピンでは社会保険および公的医療サービスが十分に住民に行き届いているとは言えず、家計における貧困と医療支出の悪循環が問題となっている。

保健行政と現地民間医療

本書冒頭で取り上げたフィリピンのハゴノイ町の保健行政は、診療所における医療サービスのほか、幼児への予防接種を含む母子保健、感染症予防、地域ヘルスワーカーによる社会福祉を重要な柱としている。筆者が現地調査を行った二〇一八年二月において、町保健事務所で保健行政に関わる医療スタッフは、表2のようになっていた。スタッフ構成の特徴として、看護師に比した助産師の数の多さ、看護師と助産師両職における女性の独占的占有、そして地域ヘルスワーカーの数の多さがある。地域ヘルスワーカーは地域住民のボランティアによって担われるもので、医療の専門家ではない。しかし地域ヘルスワーカーの重要な役割として、各世帯を定期的に訪問して世帯の健康状態をチェックし保健教育を担うことがある。いまだ貧困が深刻な問題であるフィリピンでは、こうした住民参加型社会福祉活動が地域のセーフティーネットの観点からも重要な意味を持つ。

また地域保健における助産師の中心的活動は、安心した出産・育児を可能とする環境をつくっている。医師は在宅診療を行わないため、代わりに助産師が住民家庭を訪問してい

表2　ハゴノイ町保健事務所スタッフ構成（2018年2月現在）

	合計	男性	女性
地域ヘルスワーカー（実働数）	194	n.a.	n.a.
助産師	27	0	27
看護師	5	0	5
医師	4	2	2
歯科医師	2	0	2
理学療法士	3	2	1
衛生検査士	2	0	2
作業療法士	1	1	0
臨床検査技師	1	0	1
総　　計	239	5	40

（出所）ハゴノイ町保健事務所（調査日：2018年2月12日）

る。こうした出産・育児環境は、二〇一〇年代、フィリピンが高い経済成長率を遂げていたにもかかわらず、相対的に特殊合計出生率の低下が緩やかであることと関係があるのかもしれない。なぜならシンガポールやタイにみられるように、経済成長は、出産・育児の負担感を増大させて特殊合計出生率を低下させる要因となるからである。フィリピンの地域保健の背景には、歴史的にヒロット（hilot）と呼ばれた助産師のほか、呪医もまた助産師を兼ねた民間医療の存在がある。呪医や助産師には、女性が携わるのがほとんどであったため、現代の地域保健における女性の存在感の大きさの歴史的前提ともなっている。

最後に、薬の自己負担が大きいフィリピンについて家庭薬の持つ重要性を指摘しなければならない。腹痛や発熱の際、家庭薬は手軽に利用することができる治療手段である。調査地域では、たとえば腹痛などが起きた場合、自家栽培したオレガノやグアバの葉を煎じた煮汁を服用することがある。他方現地の民間医療では、アルブラーリオ（albularyo）と呼ばれる薬草医が存在してきたが、調査当時の町内には薬草医は数名しか存在していなかった。筆者が面会した薬草医は、当時すでに八三歳と高齢であり、一ヵ月間に数名のみに処方するのが通例であるとしていた。こうした民間医療従事者は減少していたが、薬草など民間医療の知恵は家庭内で引き続き重要な役割を担っている。

医療史と現代社会——エピローグ

グローバル化・生態環境・生活

一九世紀はじめの東南アジアは、中国やヨーロッパの需要に牽引されて貿易を増大させ、生活必需品がより大規模に商品生産されるようになっていた。現地社会では、移民および人口増加と合わせて都市化も進んだ。資本主義経済に巻き込まれて輸出産品生産を拡大する東南アジアは、生態環境も変化させて感染症の流行を促すと同時に、それに対処する公衆衛生政策を通じて生活様式を変容させることになった。

東南アジアに限らず、近代社会において、パンデミックはたびたび私たちの生活を脅かしてきた。たとえばコレラの流行は、飲料水の汚染された都市で深刻になりがちであった。

井戸水を確保することが困難なマニラでは、河川上流から引水する上水道と、各家庭で水洗トイレと接続する下水道が整備された。アメリカ統治下、マニラ市財政から多大な支出がなされて上下水道建設が進んだことは、まずは生存基盤を確保することが最優先の政策であったことを示唆する。また腺ペストが流行した蘭領東インドのように、住居に生息するネズミに感染が広まったため、公衆衛生政策として住居の改築が進められたケースもある。第一次世界大戦中に生じたスペイン風邪のパンデミックでは、東南アジア各地で職場や学校が一時的に閉鎖されて、米価の高騰とも相まって労働や消費は停滞を強いられた。スペイン風邪の現地生活への中長期的な影響は不明なままであるが、フィリピンやインドネシアの事例のように植民地統治への民族主義的抵抗を助長する要因にもなっていた。このような民族主義的抵抗は、感染症の流行の経験とも深くかかわるものであった。

現代におけるSDGsの社会的課題にみるように、感染症の流行や医療は生態環境との関連で考察する必要がある。グローバルヒストリーは、グローバル化の進行とともにパンデミックのリスクは高まるとした。グローバル化は、ローカルな経済開発および生態環境の変化を促し、開発原病の発生を促したためである。こうして感染症の流行は、生態環境の変化を反映したものとなる。たとえば、コレラや腸チフスの流行は水資源の汚染によるられる。

健康被害を示している。生存基盤の持続と経済発展を両立させなければならない私たちの社会にとって、水資源のような財と感染症を包括して分析する経済史的パラダイムが求められる。

医療から視る政治経済

本書ではまた、植民地統治ごとに展開する帝国医療について考察を進めた。政治経済も含めた社会全体を俯瞰してみたとき、医療が植民地統治に果たした役割、医学を学んだ現地人の思想的葛藤、そして近代医療と市場経済の関係は重要である。すでにみたように帝国医療は帝国の統治手段となった一方、現地人エリートの民族主義を進める背景を成した。

帝国医療は、それ自体の変化を促す要因も内包し、二つの潮流を生み出した。一つは民族医療の台頭であり、帝国医療の担い手として養成された現地人西洋医の形成が重要なきっかけとなっていた。現地人西洋医は、医療行政のイニシアティブを掌握するだけでなく、民族主義の担い手となった。一九世紀末から現地人西洋医の養成が進んだフィリピンでは、第一次世界大戦後になると、病院医療もフィリピン人主導で行政的に進められるようになる。ただしフィリピンのように植民地財政が限られた場合、蘭領東インド農村において患者の仕事に依存した精神医療とは対照的に、現地人の富裕層を対象とする病院医療は、私費患者が支払う医療費に依存せざるをえなかった。市場に依存する医療は、現代における医療格差の歴史的起点にもなっている。しかしながら、それと同時に貧困層を対象とする公的医療が、地域社会を基盤として展開していたことも忘れてはならない。

帝国医療から生み出されたもう一つの潮流は地域保健の形成であり、精神医療がその促進要因となっていた。蘭領東インドにはヨーロッパから精神医療が流入し、仏領インドシナへと還流して、住民を巻き込んだ地域保健を形成した。地域保健の流れを決定的にしたのは、LNHOが一九三七年に主催したバンドン農村衛生会議である。バンドン農村衛生会議は、現代におけるプライマリヘルスケアを形成する一つの起点であった。そしてバンドン農村衛生会議で地域保健が取り上げられる背景にあったのは、現地社会の民族主義であった。現地人エリートによる民族主義とは別に、現地住民の帝国医療への抵抗もみられた。見合理性の観点から理解に苦しむような場合も、社会の分断や宗教を理由とする抵抗には民族主義的動機が垣間見られた。

東南アジア医療史と現代生活

ところで、これまでに豊かさや幸福に関する議論は、私たちの生活の根幹を問い続けてきた。一人当たりGDPの向上を第一に目指し、医療や教育は経済発展に従うとみなす考え方は過去のものとなっている。

GDPに代わる幸福度指標の模索では、意識調査を併用すると同時に、健康、教育、趣味などの多元的客観調査が求められている。幸福度指標のような多元的評価方法は、文化的多様性を特徴とする東南アジアの実情にも適ったものといえる。

日本人がそうした東南アジアの歴史を学ぶことは、日本人の歴史認識を問うにとどまらず、私たちの社会を見直すきっかけにもなりうる。現代フィリピンの地域社会における助産師や地域ヘルスワーカーの役割は、安心した出産・育児環境を提供するという意味で、少子高齢化に悩む日本にとって参照事例となる。また東南アジアの現地民間医療は、社会関係の歪みも病気の原因としてきた。社会的つながりを健康の条件とする思考は、地域の社会的つながりをセーフティーネットとして住民参加を要請する現代日本社会のケアにとっても大きな意義を持つのである。

また新型コロナのパンデミックでは、各国の政策によって強制の程度に相違があるにせよ、現地社会が受け入れ可能な政策を実施する必要性が垣間見られた。東南アジア医療史において、帝国医療もまた現地社会の民族主義的抵抗を受けて、そのことが医療の在り方に変容を迫ってきた。しかしながら近代西洋医療の普遍性および高度化を前にして、現地民間医療の役割を積極的に評価することで簡単に済ますことはできない。むしろ新型コロナのワクチン・治療薬の分配をめぐっては、地域格差が世界的に存在することを歴然とさせた。現代世界では、新型コロナのケースに限らず、総じて地域・階層・ジェンダー間における社会経済格差は医療・健康格差となって表面化しているため、改めて豊かさや幸福を多元的・総合的に考察する見方が問われている。

あとがき

新型コロナウイルスのパンデミックのため、ここ数年、感染症や医療に関する歴史は注目を集めている。関連する研究を行っている筆者もそれを実感しているが、本書は、医療史に関する一〇年以上に及ぶ研究と講義をベースにしたものである。同時に本書の研究は、インドや中国などの医療史研究を新たに切り拓いてきた先達の日本人研究者から多くを学んでいる。医療史以外の研究も含めて、参考文献に挙げたような日本人の研究なしには、本書の執筆は不可能であっただろう。

多様な東南アジア社会の医療史という大胆なテーマの考察は、国外での研究発表と人との出会いからも刺激を受けている。二〇一八年のジャカルタで開催されたアジア医療史学会と東南アジア医療史学会の合同大会では、インドネシア医療史が専門のH・ポルス氏、インド・中国医療史のN・イスラーム氏らを知ることができた。その時のエクスカーションで、台湾の医療史研究者らと民族覚醒博物館を見学することができたのはよい思い出となっている。その前年にタイのナレースワン大学で開催されたアジア政治・国際関係学会では、タイ医療史研究のD・プワクソム氏から直接文献をご教示いただいたことが印象深い。またフィリピンで開催された様々な学会では、フィリピン人研究者によるたくさんの医療史研究に触れて刺激を受けた。日本国内の学会や研究会のみならず、外国での研究発表や交流の背後では、多くの日本人研究者の方々から、外国人研究者を紹介して頂くなど寛大な対応を受けたことも記しておきたい。

フィリピン現地の調査でも、フィリピン人の協力を得ることができた。ハゴノイ町の現地調査では、調査を仲介してくれたシタンコ家の方々、インタビューを受け入れてくれた医療従事者の方々にお世話になった。調査は、医療従事者間の権力関係や医療業務の雰囲気を垣間見る貴重な経験であった。

このようにして何とか出来上がった本書は、もともと筆者自身の研究構想によって書かれたものではなかった。吉川弘文館編集部の若山嘉秀氏より思いがけないご提案をいただき、本書執筆に至っている。編集から内容に関するご指摘まで、さまざまな労を取っていただいた。この場を借りて改めてお礼を申し上げたい。しかしながら、本書の記述内容に関する責任はひとえに筆者に帰すものである。

最後に、本書の執筆は、自由な研究環境があってはじめて可能になった。研究環境を共有している、金沢大学人間社会研究域経済学経営学系の同僚の方々に感謝を申し上げたい。

二〇二二年夏　金沢にて

千　葉　芳　広

参考文献

東賢太朗『リアリティと他者性の人類学』三元社、二〇一一年
飯島渉『ペストと近代中国』研文出版、二〇〇〇年
飯島渉『感染症の中国史』中公新書、二〇〇九年
池端雪浦『フィリピン革命の研究』山川出版社、一九八七年
磯部裕幸『アフリカ眠り病とドイツ植民地主義』みすず書房、二〇一八年
磯部裕幸「眠り病と熱帯アフリカ」秋田茂・脇村孝平編『人口と健康の世界史』ミネルヴァ書房、二〇二〇年、二六七～二八六頁
大木昌『病と癒しの文化史』山川出版社、二〇〇二年
太田淳『近世東南アジア世界の変容』名古屋大学出版会、二〇一四年
長田紀之『胎動する国境』山川出版社、二〇一六年
小田なら『「伝統医学」が創られるとき』京都大学学術出版会、二〇二二年
A・クロスビー、西村秀一訳『史上最悪のインフルエンザ』みすず書房、二〇〇九年
A・クロスビー、佐々木昭夫訳『ヨーロッパの帝国主義』筑摩書房、二〇一七年
斎藤修『プロト工業化の時代』日本評論社、一九九四年
斎藤照子編著『岩波講座東南アジア史5　東南アジア世界の再編』岩波書店、二〇〇一年

島田竜登「「長期の一八世紀」の世界」秋田茂編著『グローバル化の世界史』ミネルヴァ書房、二〇一九年、一四七～一七〇頁
菅谷広宣「UHCの視点からみた東南アジアの医療保障」『健保連海外医療保障』一一六号（二〇一七年）、二一～三一頁
杉原薫『世界史のなかの東アジアの奇跡』名古屋大学出版会、二〇二〇年
千葉芳広「フィリピン公衆衛生政策の形成」『社会経済史学』八一巻一号（二〇一五年）、二五～四七頁
千葉芳広「スペイン統治下フィリピンにおける西洋医専門職の形成」『東南アジア』四七号（二〇一八年a）、五～三一頁
千葉芳広「植民地支配と都市空間」『東南アジア研究』五六巻一号（二〇一八年b）、六七～八九頁
千葉芳広「コレラと公衆衛生」秋田・脇村編『人口と健康の世界史』二〇二〇年、二八七～三〇九頁
千葉芳広「近代マニラの飲み水と屎尿処理」『社会経済史学』八七巻四号（二〇二二年）、三～二六頁
坪内良博『小人口世界の人口誌』京都大学学術出版会、一九九八年
早瀬晋三『海域イスラーム社会の歴史』岩波書店、二〇〇三年
弘末雅士『東南アジアの港市世界』岩波書店、二〇〇四年
W・H・マクニール、佐々木昭夫訳『疫病と世界史』上・下、中央公論新社、二〇〇七年
宮本謙介『概説インドネシア経済史』有斐閣、二〇〇三年
村上咲「ジャワ　一九一一年」永島剛・市川智生・飯島渉編著『衛生と近代』法政大学出版局、二〇一七年、二一五～二四八頁

A・リード、平野秀秋・田中優子訳『大航海時代の東南アジア 一四五〇―一六八〇年』Ⅰ・Ⅱ、法政大学出版局、二〇〇二年

A・リード、太田淳・長田紀之監訳『世界史のなかの東南アジア』上・下、名古屋大学出版会、二〇二一年

M・ロー、塚原東吾訳『医師の社会史』法政大学出版局、二〇一四年

脇村孝平『飢饉・疫病・植民地統治』名古屋大学出版会、二〇〇二年

W. Anderson, *Colonial Pathologies* (Durham and London: Duke University Press, 2006)

W. Anderson, "Pacific Crossings," A. W. McCoy and F. A. Scarano, eds., *Colonial Crucible* (Madison: The University of Wisconsin Press, 2009), pp.277-287.

D. Arnold, *Colonizing the Body* (Berkeley: University of California Press, 1993)

D. A. Codorniu y Nieto, *Topografia Médica de las Islas Filipinas* (Madrid: Imprenta de D. Alejandro Gomez Fuentenebro, 1857)

A. W. Crosby, Jr., *The Colombian Exchange: Biological and Cultural Consequences of 1942* (Westport: Praeger Publishers, 2003)

C. Edington and H. Pols, "Building Psychiatric Expertise across Southeast Asia," *Comparative Studies in Society and History*, Vol.58, No.3 (2016), pp.636-663

F. A. Gealogo, "The Philippines in the World of the Influenza Pandemic of 1918-1919," *Philippine Studies*, Vol.57, No.2 (2009), pp.261-292.

F. A. Gealogo, "Bilibid and Beyond: Race, Body Size, and the Nature in Early American Colonial Philippines," *Journal of Southeast Asian Studies*, Vol.49, No.3 (2018), pp.372-386.

A. Guénel, "The 1937 Bandung Conference on Rural Hygiene," L. Monnais and H. J. Cook, eds., *Global Movements, Local Concerns* (Singapore: NUS press, 2012), pp.62-80.

M. Harrison, *Public Health in British India* (Cambridge, New York and Melbourne: Cambridge University Press, 1994)

C. C. Hughes and J. M. Hunter, "Disease and Development in Africa," *Social Science & Medicine*, Vol.3 (1970), pp.443-493.

Liew Kai Khiun, "Wats and Worms," L. Monnais and H. J. Cook, eds., *Global Movements, Local Concerns*, pp.43-61.

Loh Kar Seng, "Modernizing Yet Marginal," T. Harper and S. S. Amrith, eds., *Histories of Health in Southeast Asia* (Bloomington: Indiana University, 2014), pp.180-201.

L. Manderson, *Sickness and the State: Health and Illness in Colonial Malaya, 1870-1940* (Cambridge, New York and Melbourne: Cambridge University Press, 1996)

R. B. Mojares, *Brains of the Nation* (Quezon City: Ateneo de Manila University Press, 2006)

L. Monnais, "Traditional Complementary and Perhaps Scientific?," L. Monnais, C. M. Thompson and A. Wahlberg, eds., *Southern Medicine for Southern People* (Newcastle: Cambridge Scholars Publishing, 2012), pp.61-84.

L. A. Newson, *Conquest and Pestilence in the Early Spanish Philippines* (Quezon City: Ateneo de Manila University Press, 2011)

H. Pols, *Nurturing Indonesia* (Cambridge: Cambridge University Press, 2018)

D. Puaksom, “Of Germs, Public Hygiene, and the Healthy Body,” *The Journal of Asian Studies*, Vol.66, No.2 (2007), pp.311-344.

J. L. Richell, *Disease and Demography in Colonial Burma* (Singapore: National University of Singapore, 2006)

N. Tarling, ed., *The Cambridge History of Southeast Asia, Volume Two, Part One, From c. 1800 to the 1930s* (Cambridge: Cambridge University Press, 1999)

M. G. Vann, “Hanoi in the Time of Cholera,” L. Monnais and H. J. Cook, eds., *Global Movements, Local Concerns*, pp.159-170.

K. Walker, “The Influenza Pandemic of 1918 in Southeast Asia,” T. Harper and S. S. Amrith, eds., *Histories of Health in Southeast Asia*, pp.61-71.

著者紹介

一九六七年、宮城県に生まれる

一九九九年、北海道大学大学院経済学研究科博士後期課程単位取得退学

現在、金沢大学人間社会研究域経済学経営学系教授、博士（経済学）

〔主要著書・論文〕

『フィリピン社会経済史—都市と農村の織り成す生活世界—』（北海道大学出版会、二〇〇九年）

「植民地支配と都市空間—アメリカ統治初期マニラの公衆衛生—」（『東南アジア研究』五六巻一号、二〇一八年）

「近代マニラの飲み水と屎尿処理—公衆衛生と地方財政の視点からの考察—」（『社会経済史学』八七巻四号、二〇二二年）

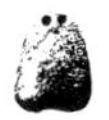

歴史文化ライブラリー
564

帝国主義とパンデミック
医療と経済の東南アジア史

二〇二三年（令和五）一月一日　第一刷発行

著　者　千葉芳広（ちばよしひろ）

発行者　吉川道郎

発行所　株式会社　吉川弘文館
東京都文京区本郷七丁目二番八号
郵便番号一一三—〇〇三三
電話〇三—三八一三—九一五一〈代表〉
振替口座〇〇一〇〇—五—二四四
http://www.yoshikawa-k.co.jp/

印刷＝株式会社平文社
製本＝ナショナル製本協同組合
装幀＝清水良洋・宮崎萌美

ISBN978-4-642-05964-0

歴史文化ライブラリー

1996. 10

刊行のことば

現今の日本および国際社会は、さまざまな面で大変動の時代を迎えておりますが、近づきつつある二十一世紀は人類史の到達点として、物質的な繁栄のみならず文化や自然・社会環境を謳歌できる平和な社会でなければなりません。しかしながら高度成長・技術革新にともなう急激な変貌は「自己本位な刹那主義」の風潮を生みだし、先人が築いてきた歴史や文化に学ぶ余裕もなく、いまだ明るい人類の将来が展望できていないようにも見えます。このような状況を踏まえ、よりよい二十一世紀社会を築くために、人類誕生から現在に至る「人類の遺産・教訓」としてのあらゆる分野の歴史と文化を「歴史文化ライブラリー」として刊行することといたしました。

小社は、安政四年（一八五七）の創業以来、一貫して歴史学を中心とした専門出版社として書籍を刊行しつづけてまいりました。その経験を生かし、学問成果にもとづいた本叢書を刊行し社会的要請に応えて行きたいと考えております。

現代は、マスメディアが発達した高度情報化社会といわれますが、私どもはあくまでも活字を主体とした出版こそ、ものの本質を考える基礎と信じ、本叢書をとおして社会に訴えてまいりたいと思います。これから生まれでる一冊一冊が、それぞれの読者を知的冒険の旅へと誘い、希望に満ちた人類の未来を構築する糧となれば幸いです。

吉川弘文館

歴史文化ライブラリー

郡司と天皇 地方豪族と古代国家——磐下 徹
地方官人たちの古代史 律令国家を支えた人びと——中村順昭
古代の都はどうつくられたか 中国・日本・朝鮮・渤海——吉田 歓
平城京に暮らす 天平びとの泣き笑い——馬場 基
平城京の住宅事情 貴族はどこに住んだのか——近江俊秀
すべての道は平城京へ 古代国家の〈支配の道〉——市 大樹
都はなぜ移るのか 遷都の古代史——仁藤敦史
古代の都と神々 怪異を吸いとる神社——榎村寛之
聖武天皇が造った都 難波宮・恭仁宮・紫香楽宮——小笠原好彦
天皇側近たちの奈良時代——十川陽一
藤原仲麻呂と道鏡 ゆらぐ奈良朝の政治体制——鷺森浩幸
古代の女性官僚 女官の出世・結婚・引退——伊集院葉子
〈謀反〉の古代史 平安朝の政治改革——春名宏昭
皇位継承と藤原氏 摂政・関白はなぜ必要だったのか——神谷正昌
平安朝 女性のライフサイクル——服藤早苗
平安貴族の住まい 寝殿造から読み直す日本住宅史——藤田勝也
平安京のニオイ——安田政彦
平安京の災害史 都市の危機と再生——北村優季
平安京はいらなかった 古代の夢を喰らう中世——桃崎有一郎
天神様の正体 菅原道真の生涯——森 公章
平将門の乱を読み解く——木村茂光
安倍晴明 陰陽師たちの平安時代——繁田信一
平安時代の死刑 なぜ避けられたのか——戸川 点
古代の神社と神職 神をまつる人びと——加瀬直弥
古代の食生活 食べる・働く・暮らす——吉野秋二
古代の刀剣 日本刀の源流——小池伸彦
大地の古代史 土地の生命力を信じた人びと——三谷芳幸
時間の古代史 霊鬼の夜、秩序の昼——三宅和朗

中世史

列島を翔ける平安武士 九州・京都・東国——野口 実
源氏と坂東武士——野口 実
敗者たちの中世争乱 年号から読み解く——関 幸彦
平氏が語る源平争乱——永井 晋
熊谷直実 中世武士の生き方——高橋 修
中世武士 畠山重忠 秩父平氏の嫡流——清水 亮
頼朝と街道 鎌倉政権の東国支配——木村茂光
もう一つの平泉 奥州藤原氏第二の都市・比爪——羽柴直人
六波羅探題 京を治めた北条一門——森 幸夫

歴史文化ライブラリー

大道 鎌倉時代の幹線道路――岡 陽一郎
仏都鎌倉の一五〇年――今井雅晴
鎌倉北条氏の興亡――奥富敬之
鎌倉幕府はなぜ滅びたのか――永井 晋
三浦一族の中世――高橋秀樹
伊達一族の中世「独眼龍」以前――伊藤喜良
弓矢と刀剣 中世合戦の実像――近藤好和
その後の東国武士団 源平合戦以後――関 幸彦
荒ぶるスサノヲ、七変化〈中世神話〉の世界――斎藤英喜
曽我物語の史実と虚構――坂井孝一
鎌倉浄土教の先駆者 法然――中井真孝
親 鸞――平松令三
親鸞と歎異抄――今井雅晴
畜生・餓鬼・地獄の中世仏教史 因果応報と悪道――生駒哲郎
神や仏に出会う時 中世びとの信仰と絆――大喜直彦
神仏と中世人 宗教をめぐるホンネとタテマエ――衣川 仁
神風の武士像 蒙古合戦の真実――関 幸彦
鎌倉幕府の滅亡――細川重男
足利尊氏と直義 京の夢、鎌倉の夢――峰岸純夫
高 師直 室町新秩序の創造者――亀田俊和
新田一族の中世「武家の棟梁」への道――田中大喜
皇位継承の中世史 血統をめぐる政治と内乱――佐伯智広
地獄を二度も見た天皇 光厳院――飯倉晴武
南朝の真実 忠臣という幻想――亀田俊和
信濃国の南北朝内乱 悪党と八〇年のカオス――櫻井 彦
中世の巨大地震――矢田俊文
大飢饉、室町社会を襲う!――清水克行
中世の富と権力 寄進する人びと――湯浅治久
中世は核家族だったのか 民衆の暮らしと生き方――西谷正浩
出雲の中世 地域と国家のはざま――佐伯徳哉
中世武士の城――齋藤慎一
戦国の城の一生 つくる・壊す・蘇る――竹井英文
九州戦国城郭史 大名・国衆たちの築城記――岡寺 良
徳川家康と武田氏 信玄・勝頼との十四年戦争――本多隆成
戦国大名毛利家の英才教育 元就・隆元・輝元と妻たち――五條小枝子
戦国大名の兵粮事情――久保健一郎
戦乱の中の情報伝達 使者がつなぐ中世京都と在地――酒井紀美
戦国時代の足利将軍――山田康弘

歴史文化ライブラリー

近・現代史

歴史文化ライブラリー

明治の政治家と信仰 クリスチャン民権家の肖像——小川原正道
大元帥と皇族軍人 明治編——小田部雄次
皇居の近現代史 開かれた皇室像の誕生——河西秀哉
日本赤十字社と皇室 博愛か報国か——小菅信子
リーダーたちの日清戦争——佐々木雄一
陸軍参謀 川上操六 日清戦争の作戦指導者——大澤博明
日清・日露戦争と写真報道 戦場を駆ける写真師たち——井上祐子
軍隊を誘致せよ 陸海軍と都市形成——松下孝昭
軍港都市の一五〇年 横須賀・呉・佐世保・舞鶴——上杉和央
〈軍港都市〉横須賀 軍隊と共生する街——高村聰史
お米と食の近代史——大豆生田 稔
日本酒の近現代史 酒造地の誕生——鈴木芳行
失業と救済の近代史——加瀬和俊
近代日本の就職難物語 「高等遊民」になるけれど——町田祐一
難民たちの日中戦争 戦火に奪われた日常——芳井研一
昭和天皇とスポーツ 〈玉体〉の近代史——坂上康博
大元帥と皇族軍人 大正・昭和編——小田部雄次
昭和陸軍と政治 「統帥権」というジレンマ——高杉洋平
松岡洋右と日米開戦 大衆政治家の功と罪——服部 聡
唱歌「蛍の光」と帝国日本——大日方純夫
稲の大東亜共栄圏 帝国日本の〈緑の革命〉——藤原辰史
地図から消えた島々 幻の日本領と南洋探検家たち——長谷川亮一
自由主義は戦争を止められるのか 芦田均・清沢洌・石橋湛山——上田美和
軍用機の誕生 日本軍の航空戦略と技術開発——水沢 光
国産航空機の歴史 零戦・隼からYS－一一まで——笠井雅直
首都防空網と〈空都〉多摩——鈴木芳行
帝都防衛 戦争・災害・テロ——土田宏成
陸軍登戸研究所と謀略戦 科学者たちの戦争——渡辺賢二
帝国日本の技術者たち——沢井 実
強制された健康 日本ファシズム下の生命と身体——藤野 豊
戦争とハンセン病——藤野 豊
「自由の国」の報道統制 大戦下の日系ジャーナリズム——水野剛也
学徒出陣 戦争と青春——蜷川壽惠
特攻隊の〈故郷〉 霞ヶ浦・筑波山・北浦・鹿島灘——伊藤純郎
沖縄戦 強制された「集団自決」——林 博史
陸軍中野学校と沖縄戦 知られざる少年兵「護郷隊」——川満 彰
沖縄戦の子どもたち——川満 彰
沖縄からの本土爆撃 米軍出撃基地の誕生——林 博史

歴史文化ライブラリー